BEWEEG!

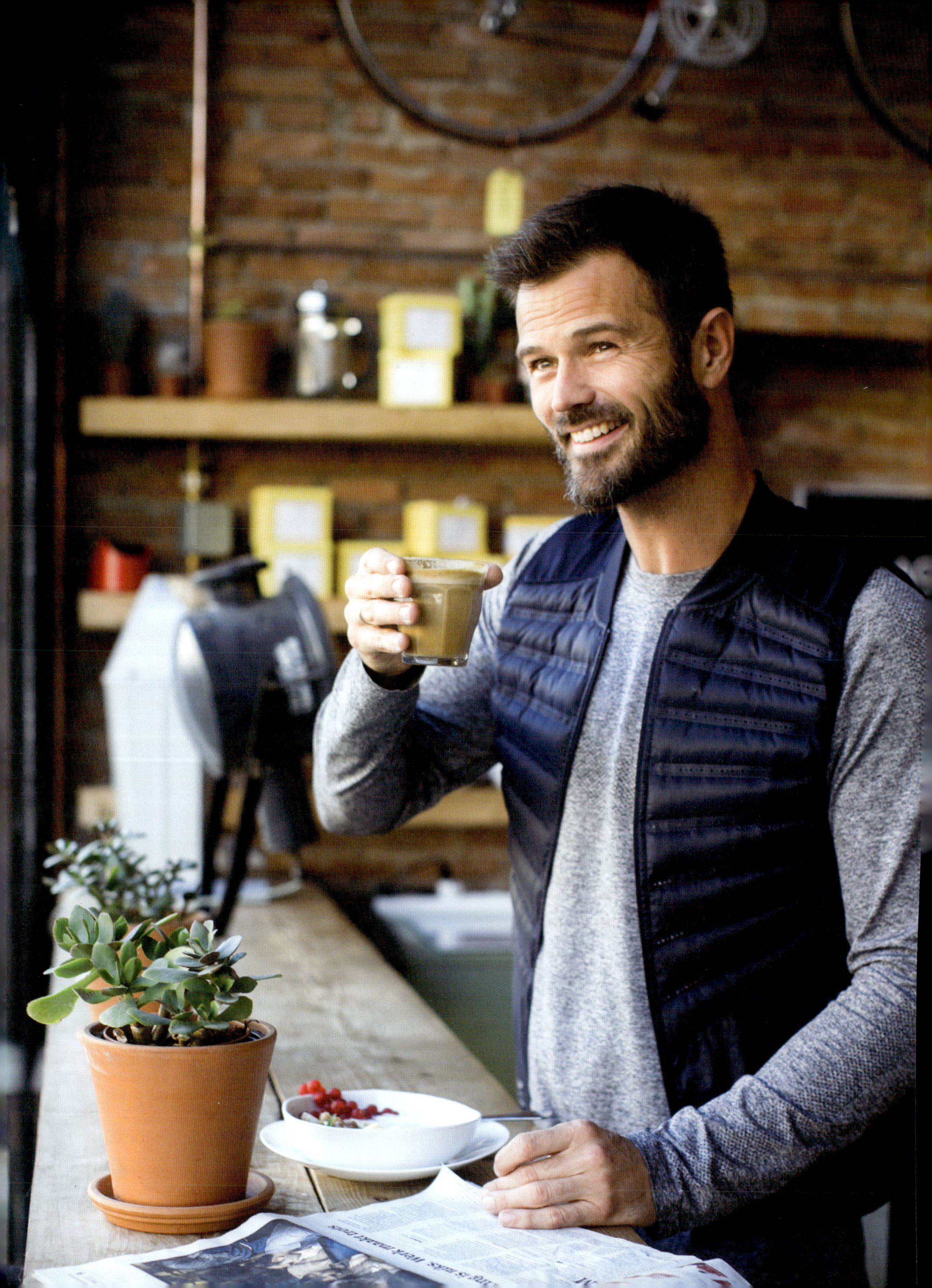

Arie Boomsma

EN DE TRAINERS VAN VONDELGYM

BEWEEG!

VOOR EEN GEZONDER EN GELUKKIGER LEVEN

CARRERA
culinair

BEWEGEN (BEWOOG, H. BEWOGEN)

I. Van plaats veranderen, niet stilstaan. Zich verroeren: *kijk, het beweegt!* II. In beweging brengen, van plaats of stand doen veranderen: *armen en benen bewegen; een stok heen en weer bewegen*. III. Actie ondernemen om een beweging te maken.

INHOUD

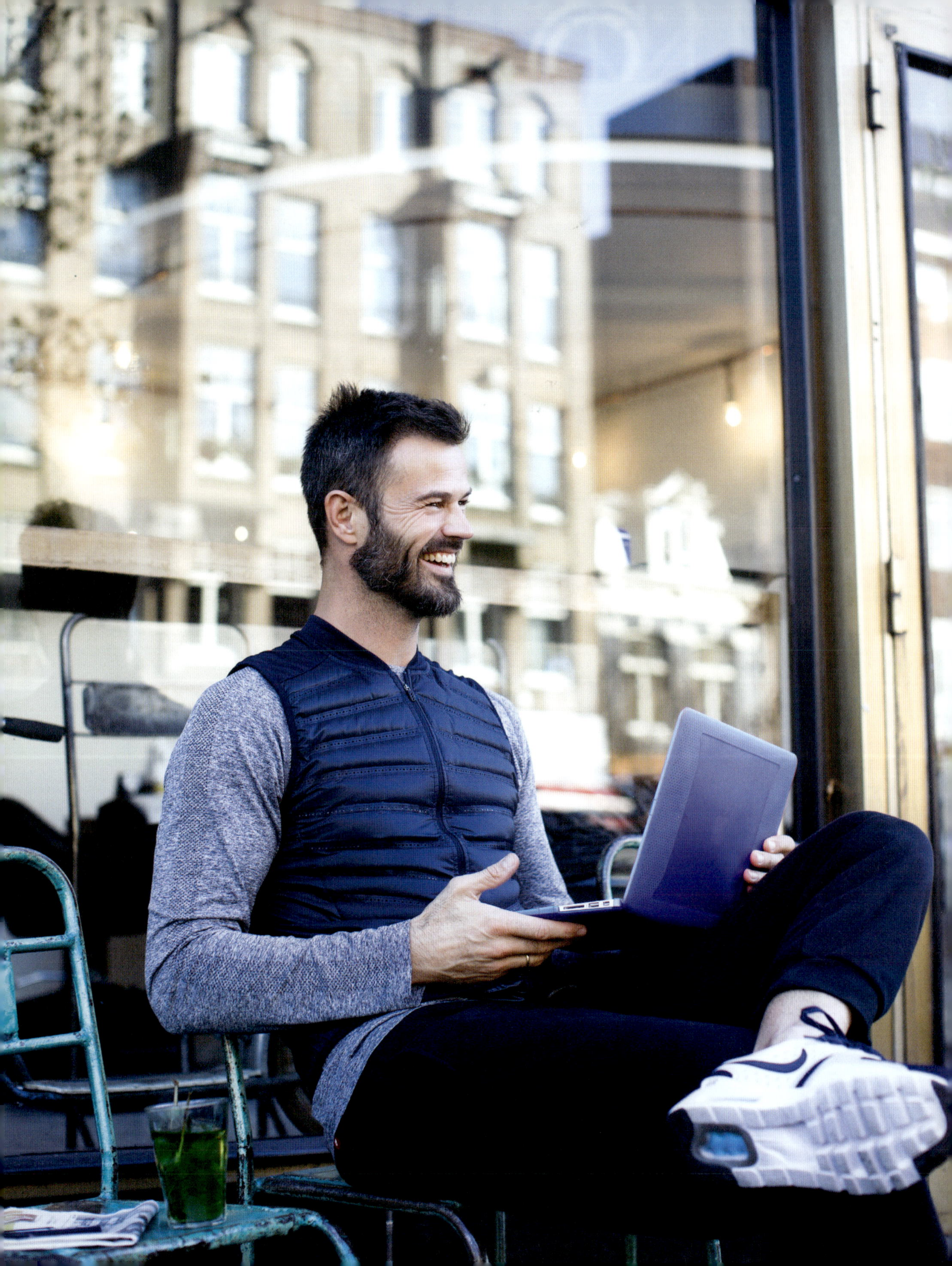

VOORWOORD

'Bewegen? Dat doe ik al de hele dag,' zei een buurman toen ik hem vertelde over het idee voor dit boek. Hij raakte met die opmerking direct de kern. Meer is het namelijk niet. Maar je doet het de hele dag en dat maakt het belangrijk. En als je er toch al mee bezig bent, dat bewegen, denk er dan eens goed over na. Beweeg je genoeg? Kan het beter? Soepeler? Efficiënter? Kun je jezelf beter voelen als je meer of anders gaat bewegen?

Iedereen heeft wel eens een reden om op de bank te blijven zitten. Ik ook. Veel excuses die in dit boek behandeld worden, kwamen ook in mijn hoofd op. Moe, lange dagen, te veel andere dingen... je kent ze wel. Maar hoe ga je daarmee om? Wat moet je doen om die obstakels weg te werken? Om ervoor te zorgen dat ze je niet tegenhouden? Daar gaat dit boek over. En we noemen het dan ook niet zomaar *Beweeg!* – er moeten stappen gezet worden. Stappen in de richting van een gezonder en gelukkiger leven.

'Uit die behoefte om mijn plezier in sport en gezondheid te delen, kwam begin 2015 Vondelgym voort, mijn eigen gym.'

Dat laatste vond ik zelf nog best lastig toen we het erover hadden in de bedenkfase van dit boek. Zo'n uitspraak over geluk. Het was mijn broer Klaas, met wie ik *Beweeg!* samen heb geschreven, die mij ervan overtuigde zo'n grote term toch te gebruiken. Het is een feit, benadrukte hij: 'Ik ben er zelf het voorbeeld van, en jij trouwens ook. Bewegen, gezond leven, maakt je gelukkig. Gelukkiger in ieder geval, dan je zou zijn als je niet goed zou eten, en te weinig zou bewegen. We kunnen er persoonlijke verhalen bij zetten om het te bewijzen.' En dat hebben we gedaan. Bijna iedereen die meewerkte, hebben we het gevraagd: maakt meer bewegen, sporten, gezond leven, je gelukkiger?

Het is de reden dat ik zelf zo veel train, en dat ik het zo leuk vind om ook anderen in beweging te brengen. Te inspireren, te motiveren. Juist omdat ik er zelf zo ontzettend veel plezier in heb, en er blijer van word. Veerkrachtiger. Productiever. Kalmer. En... inderdaad, gelukkiger.

Uit die behoefte om mijn plezier in sport en gezondheid te delen, kwam begin 2015 Vondelgym voort, mijn eigen gym. Opgericht met vier vrienden, Jelle, Jan-Willem, Marvin en Jay, die er net als ik van overtuigd zijn dat we iets te bieden hebben op dit vlak. Vondelgym is een succes geworden, een sportschool met een wachtlijst, mooie projecten op scholen en met de overheid, evenementen met topsporters en heel veel enthousiaste leden. Ik heb een team van trainers en vrienden gevraagd mij te helpen met dit boek. Het enthousiasme, het plezier en de kennis die van Vondelgym een succes maakten, delen we nu met jou. Dat doen we aan de hand van de excuses die je veel hoort om niet in beweging te komen. Elk hoofdstuk begint met zo'n excuus, en vervolgens geeft het panel van trainers en deskundigen adviezen, recepten, tips en trucs om dat excuus van tafel te vegen. En als er geen excuses meer zijn, zit er nog maar één ding op.... Bewegen!

– Arie

HET PANEL

Mijn eerste gewichten pakte ik op toen ik veertien was. Inmiddels zo'n achtentwintig jaar geleden. Inmiddels durf ik dingen te beweren, ik weet best veel over sport en gezondheid. Toch leer ik nog elke dag iets nieuws. Tegenwoordig vooral van mijn collega's bij Vondelgym. Daarom leek het mij voor dit boek verstandig om een handjevol van die Vondelgym-vrienden te vragen mij te helpen. Dan weet ik zeker dat we je op alle vlakken kunnen informeren. Net zoals we dat samen doen in de gym.

Iedereen heeft wel eens een excuus om niet in beweging te komen, een reden om niet te gaan trainen of even niet op je voeding te letten. Wij ook. Maar in dit boek vegen we die excuses zo veel mogelijk weg. En dat doen we met veel plezier!

@vondelgym vondelgym.nl vondelgym

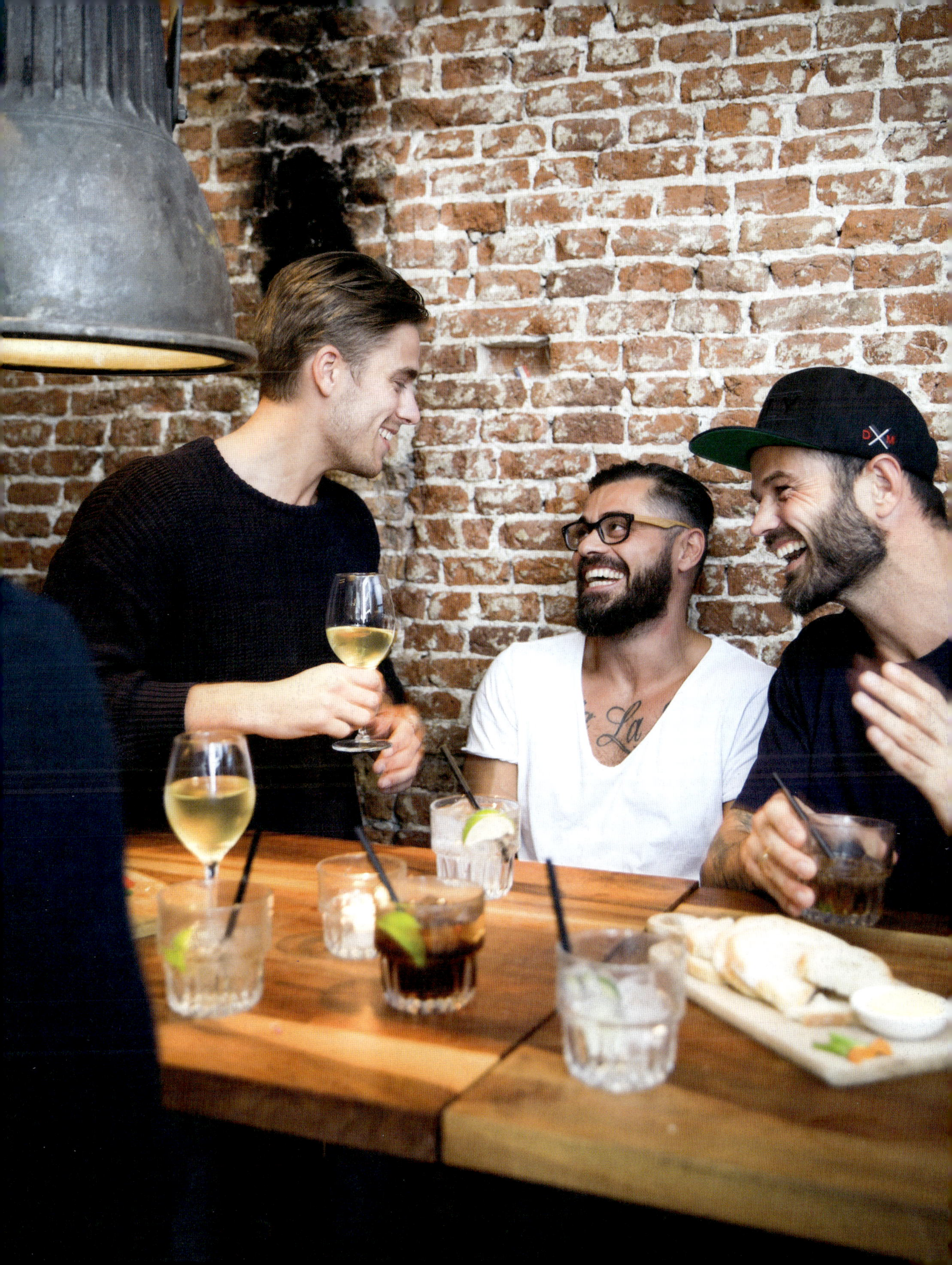

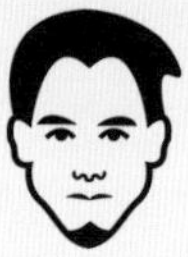

JAY

Mede-eigenaar van Vondelgym. Klimt en klautert de hele dag door. Een flinke bak ervaring als Crossfit-coach en groot liefhebber van alles wat te maken heeft met de manier waarop we bewegen.

Specialiteiten Crossfit, beweging
Bijnaam Jay-san
@jayjeremyinstagram

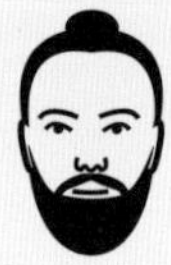

MARVIN

Mede-eigenaar van Vondelgym. Intimiderend uiterlijk misschien. Een strenge coach, met een warme persoonlijkheid.

Specialiteiten fitness, kickboksen, bootcamp
Bijnaam Vondelviking
@marvinmichel

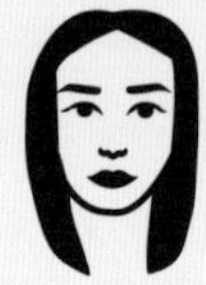

FRANZISKA

Franziska runt de yoga- en mobilitytak bij Vondelgym, weet alles over beweging en de manieren waarop je het lichaam soepeler kunt krijgen. *Vegan on a mission.*

Specialiteiten yoga, mobiliteit
Bijnaam Lady Lancaster
@franziska_lancaster

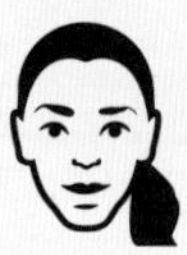

BRENDA

Hoort bij de beste van het land in Crossfit, meervoudig deelnemer aan de Crossfit Games in Californië. Geeft les op het CIOS en staat bekend om haar vitaliteit. Soms loopt ze een heel parcours op haar handen door de gym. Zodra zij in de buurt komt, zit er niets anders op… je moet bewegen!

Specialiteiten Crossfit, turnen, mobiliteit
Bijnaam Bren
@brendakoolhaas

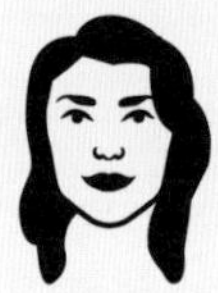

VALENTINE

De recepten in dit boek komen van Valentine, onze deskundige op het gebied van voeding en levensstijl. Ze heeft zo langzamerhand heel het Amsterdamse nachtleven aan de shakes en smoothies gekregen, en geeft pittige trainingen en bootcamps waarna je die hersteldrankjes ook wel nodig hebt.

Specialiteiten voeding, fitness, bootcamp
Bijnaam Donnie
@vitalitien

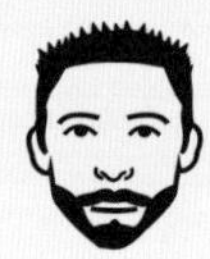

SEFTON

Hij danste bijna twintig jaar lang op het hoogste internationale niveau. Eindigde uiteindelijk bij ons eigen Nationaal Ballet, waar hij nu ook de krachttrainer is voor de dansers. Sefton weet alles over beweging en het menselijk lichaam. Bij Vondelgym traint hij samen met twee andere coaches de rest van het trainersteam. Hij geeft zijn adviezen in een heerlijk eloquent Engels.

Specialiteit fitness, dans, beweging
Bijnaam The Seftonian Institute
@seftonclarke

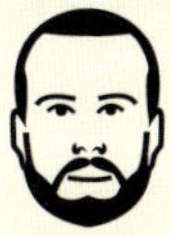

MIKE

Bij Mike kan iedereen terecht met vragen. Of het nu over voeding gaat, over krachttraining of over oldskool bodybuilding, deze wandelende encyclopedie heeft antwoorden. Hij gooide het roer om na een zeer ernstig auto-ongeluk, en trainde zichzelf van 54 kilogram tot de imponerende 95 kilogram droge spiermassa die hij nu meetorst. Heeft inmiddels alle denkbare papieren en officiële studies als trainer en coach. Een aanwinst voor de Vondelgym.

Specialiteiten fitness, voeding en beweging
Bijnaam Big Mike
@Le_mikey

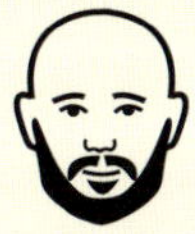

KLAAS

Klaas weet alles over hardlopen, en stiekem ook veel over plantaardig eten. Hij runt de hardloop-tak bij Vondelgym. Een mooi voorbeeld van *practice what you preach*. Lees zijn persoonlijke verhaal maar eens op pagina 23. Klaas is Arie's broer, samen schreven ze dit boek.

Specialiteit hardlopen, cardiotraining
Bijnaam Klazen
@klaasboom

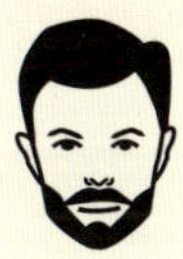

ARIE

Mede-eigenaar Vondelgym, columnist *Men's Health*. Arie doet inmiddels 28 jaar aan krachttraining. Hij begeleidde in de afgelopen jaren acteurs bij hun trainingen voor films en maakte sportseries voor *LINDA.* en *Men's Health*. Hij deelt zijn kennis graag met anderen. Soms via de media, maar nog vaker live bij Vondelgym.

Specialiteit fitness
Bijnaam Boom
@arieboomsma

DE BESTE BOEKEN OVER BEWEGING EN TRAINEN

- *Becoming a Supple Leopard*, Kelly Starrett
- *Move Your DNA*, Katy Bowman
- *Macht der gewoonte*, Charles Duhigg
- *The Talent Code*, Daniel Coyle
- *Fitness voor Dummies*, Suzanne Schlosberg & Liz Neporent

BLOGS DIE JE IN BEWEGING BRENGEN

- Athleticfox.com/a-blog
- klaasboomsma.wordpress.com
- losseveter.nl
- giventofly.nl

DOCUMENTAIRES OVER VOEDING

- *The Secrets of Sugar*
- *Forks Over Knives*
- *Digital Food*
- *Gut Reaction*
- *Cowspiracy: The Sustainability Secret*
- *Earthlings*

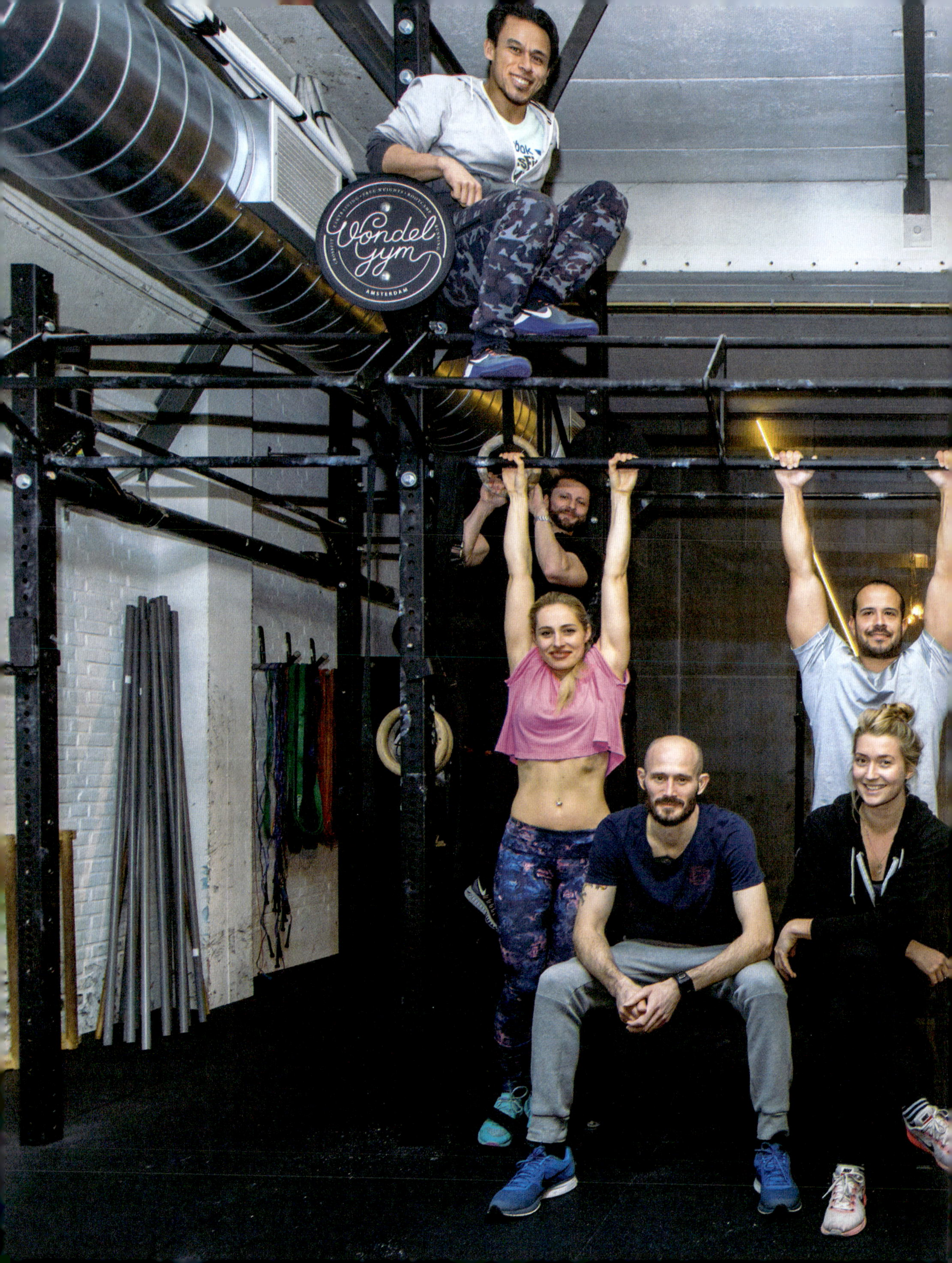
Vondel Gym
AMSTERDAM

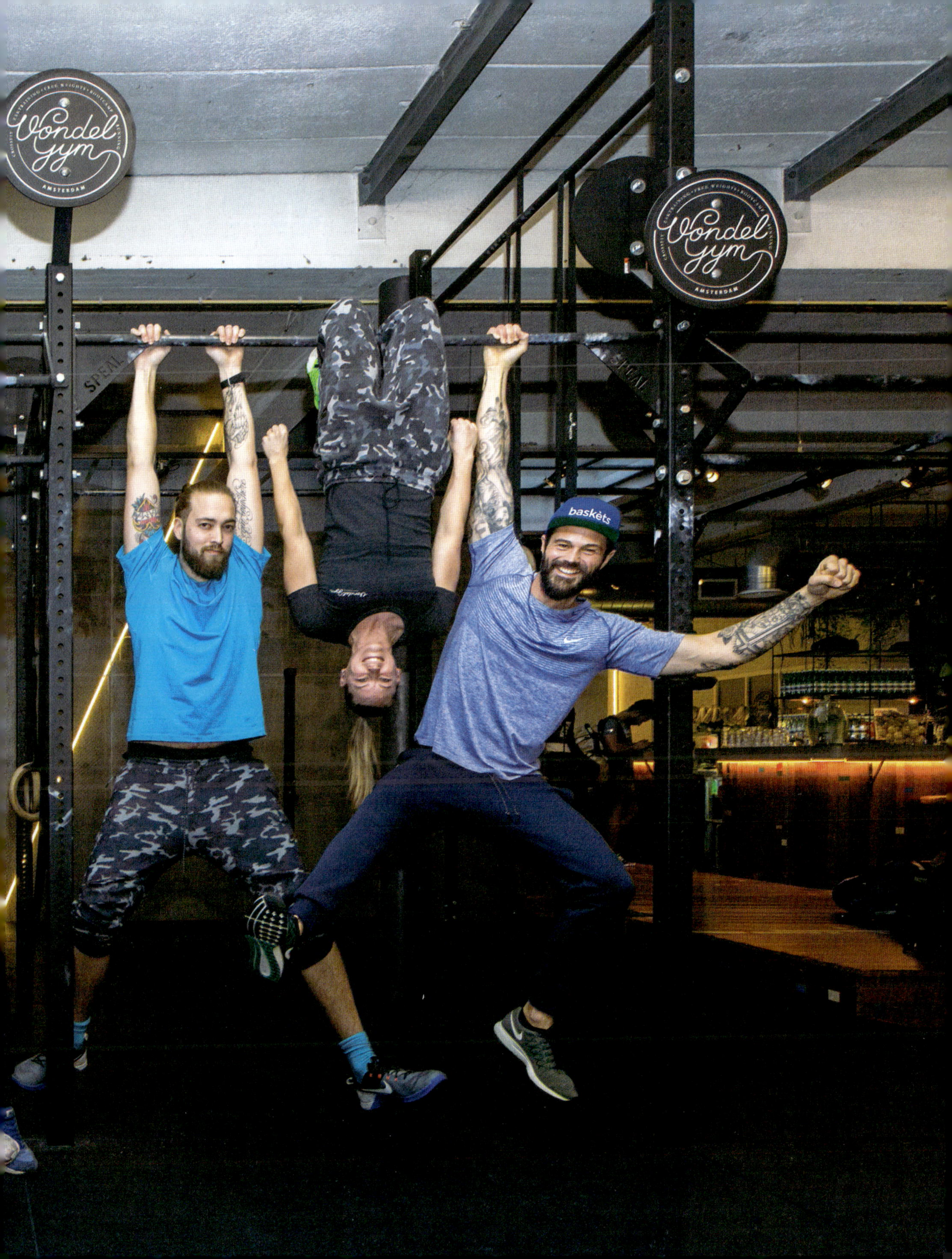
Vondel gym
AMSTERDAM
Vondel gym
AMSTERDAM
baskèts

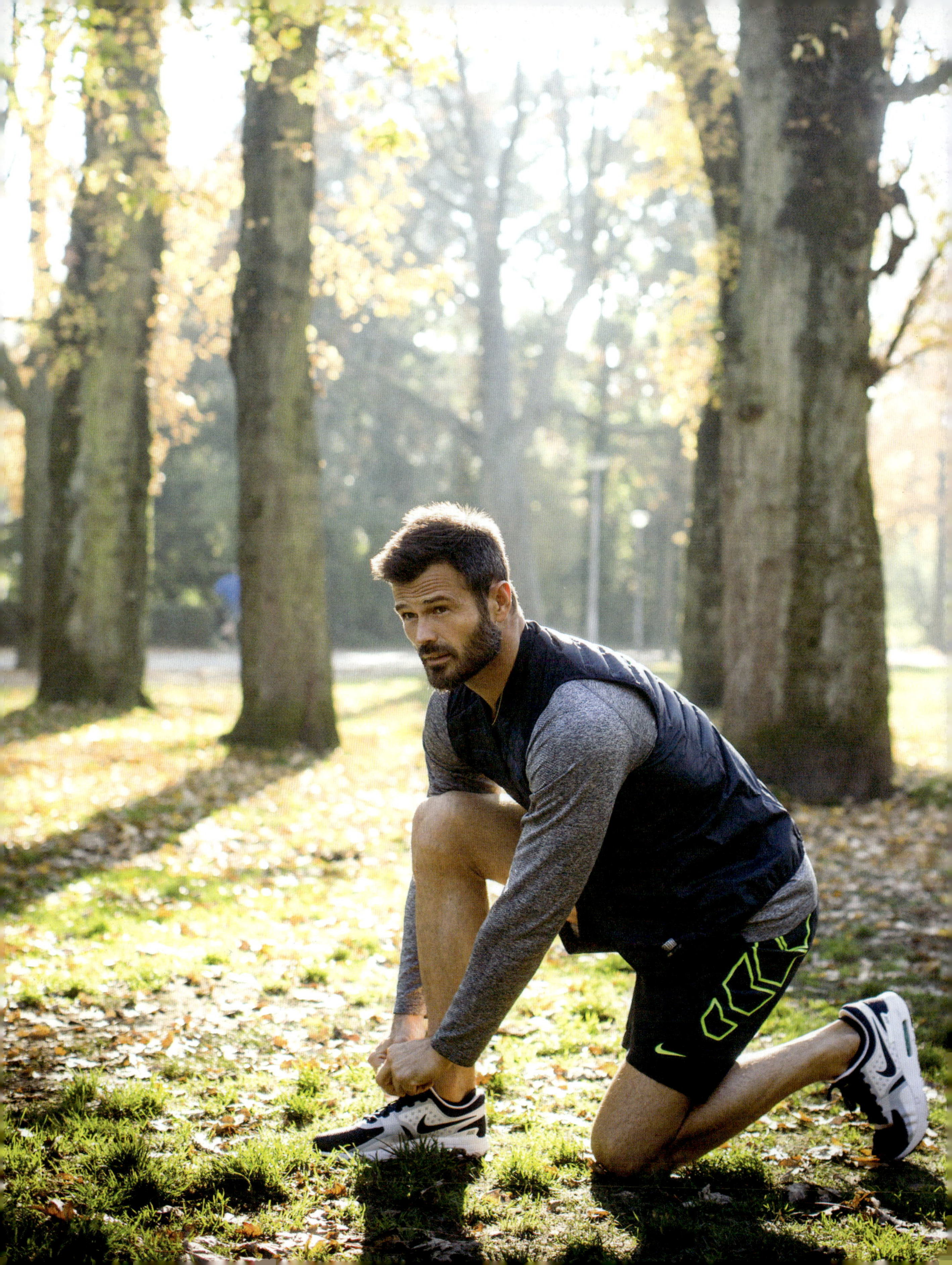

1

BEGINNEN

Alles moet anders! Vaarwel blubberbuik en kippenborst, hallo sixpack en strakke billen! Een goed voornemen is één ding, de stappen zetten om dat werkelijkheid te maken is vers twee. Daar sta je dan in de gym. Al die apparaten, losse gewichten, loopbanden, bokszakken en superfitte mensen. Waar begin je in hemelsnaam? Wie gaat je helpen?

Beginnen met gezonder en actiever leven blijkt voor veel mensen een enorme drempel te zijn. We zijn in staat honderd redenen te bedenken om vooral maar niet te beginnen. 'Eerst afvallen, dan kan ik beginnen met sporten' of 'als ik eerst zelf zorg dat ik een beetje conditie opbouw, ga ik daarna wel echt aan de slag'. Echt? Meestal niet.

De drempels om te beginnen kunnen zo hoog lijken als de Mount Everest. Alle begin is nu eenmaal moeilijk en voor iemand die een tijd niet – of zelfs nooit – heeft gesport kan een pand vol trainende hardbody's vrij intimiderend zijn. Maar, als je al zover bent dat je een sportschool binnen bent gelopen, ben je al een heel eind. Dan is er een wil en dus ook een weg! We vroegen ons trainerspanel naar hun ervaringen met en ideeën over beginnen met sporten.

Het panel

'HOE BEGIN JE EN BRENG JE IEMAND IN BEWEGING?'

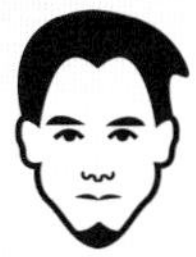

JAY

'Door erachter te komen wat iemand leuk vindt! Wat is de sportachtergrond? Als iemand favoriete oefeningen of elementen graag in de training heeft, zorg ik ervoor dat die de eerste paar keer in de training terugkomen. Veel mensen hebben een hekel aan 'fitness' of 'trainen' maar kunnen uren 'spelen'. Daar probeer ik gebruik van te maken. En ik hoop dat het delen van mijn eigen enthousiasme aanstekelijk werkt.'

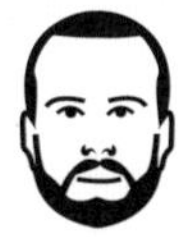

MIKE

'Een *general preparation phase* (GPP), of algemene voorbereidingsfase, waarin wordt gewerkt aan geïsoleerde spiergroepen om eventuele disbalansen te corrigeren. Het zijn geen zware oefeningen en zijn makkelijk om mee te beginnen. Ook is het een goede basis om te begrijpen wat een goede fundering kan betekenen voor de verdere trainingstoekomst.'

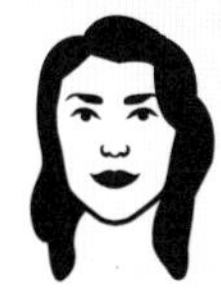

VALENTINE

'Het begint met het analyseren van je gedrag. Hoe ziet je dag eruit? Hoe laat sta je op? Op welke manier ga je naar je werk? Wat is de kwaliteit van je slaap? Vervolgens komt de vraag: hoe voel je je op deze momenten? Als je je bewust wordt van je gedrag, kun je kijken wat je wilt gaan verbeteren. Dat kan gezondere voeding zijn, regelmatiger trainen of juist meer rust. En dan rest natuurlijk nog de vraag: hoe begin je?'

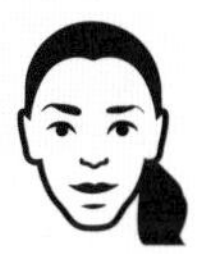

BRENDA

'Ga op zoek naar iets wat je écht leuk vindt en waarbij de sfeer je aanstaat. Zorg ervoor dat je wel een sport vindt die je ook uitdaagt. Als je die hebt gevonden, zul je zien dat sporten een onderdeel wordt van je leven. Sporten moet nooit iets vervelends zijn dat "moet" omdat het "zo goed voor je is".'

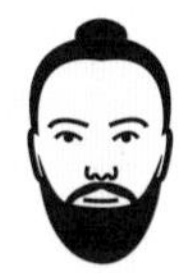

MARVIN

'Elke sport is geschikt onder begeleiding van een goede trainer. Wat betreft krachttraining zou ik vooral beginnen met veel oefeningen met het eigen lichaamsgewicht. Ga je met gewichten trainen, train dan met minder gewicht en doe veel herhalingen, zodat ook spieruithoudingsvermogen en coördinatie worden gestimuleerd. Dit geeft het lichaam de kans om beweging te ervaren en te leren. Ons eigen lichaam kunnen dragen, duwen, optrekken en beheersen is een geschenk.'

KLAAS

'Wie lang of wellicht zelfs altijd heeft stilgestaan, moet vooral rustig beginnen en heel goed onthouden dat alles wat hij of zij nu aan beweging doet al winst is. Wie begint met hardlopen, jogt de eerste weken een paar minuten om vervolgens een paar minuten te wandelen. Zo bouw je langzaam op. Dat vraagt om een beetje geduld, maar zorgt er ook voor dat het begin niet meteen loodzwaar is. Deze investering betaalt zich later dubbel en dwars uit.'

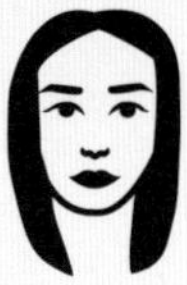

FRANZISKA

'Iedereen is op een verschillende manier gemotiveerd en daarom is het belangrijk om erachter te komen "wat het vuur doet branden". Iemand herinneren aan die motivatie, aan dat brandende verlangen is iets wat volgens mij goed werkt.'

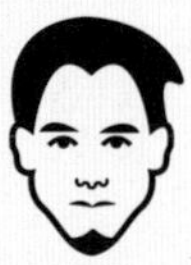

JAY

'Alles! Beweeg! Squat! Ren! Kruip! Doe push-ups! Klim! Hang! Maar laten we er geen doekjes om winden: om te beginnen *you need to get your ass to the gym*! Of naar het park. Of waar dan ook. Mensen die te lang bezig zijn met nadenken wat ze voor zichzelf kunnen doen om de drempel te verlagen, zijn bezig excuses te zoeken. Als je voor jezelf hebt vastgesteld dat het belangrijk is te werken aan je gezondheid, dan is het gevolg dat je daar aan moet wérken. *Simple as that.*'

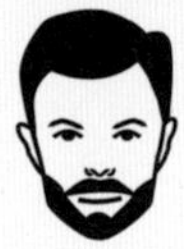

ARIE

'Begin met het veranderen van een paar dagelijkse routines. Overal de trap nemen in plaats van de lift of een roltrap, fietsen in plaats van de bus of de scooter te pakken, maak elke dag een wandeling na het avondeten of de lunch, poets je tanden met je andere hand... al die dingen brengen je lichaam op gang, als een machine die begint te werken. Bovendien ga je spieren voelen die je weinig hebt gebruikt, je krijgt energie van die toename in beweging. Die energie kan voldoende motiveren om een volgende stap te zetten, naar een gym te gaan, of lid te worden van een sportvereniging!'

TIPS

Houd bij wat je doet. Wandel je deze week steeds een halfuur, dan probeer je volgende week drie kwartier, en de week daarna misschien eens joggen. Eerst 2 kilometer, dan eens 5, enzovoort.

Blijf doelen stellen. Het behalen van die doelen motiveert je om vol te houden.

Probeer verschillende sporten en kies wat je leuk vindt. Ga niet voor minder!

Maak het doel niet te groot of te ingewikkeld. Focus op wat vlak voor je ligt, niet op een doel in de verte.

INSPIRERENDE HARDLOPERS OP INSTAGRAM

- @scottjurek
- @timothyallenolson
- @dafne_schippers
- @leonievdhaak
- @robkrar

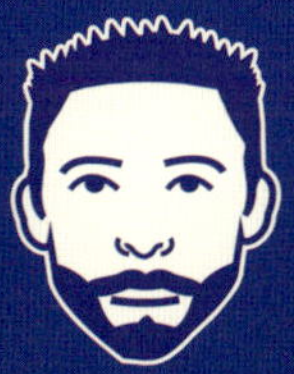

SEFTON

'Als je begint met trainen en je wilt je eetgewoontes veranderen – die twee gaan hand in hand – begin dan altijd klein. Mensen willen vaak te snel te veel doen en stoppen er dan mee omdat de druk te groot wordt. Als je bescheiden begint, zie je wel vrij snel de resultaten.'

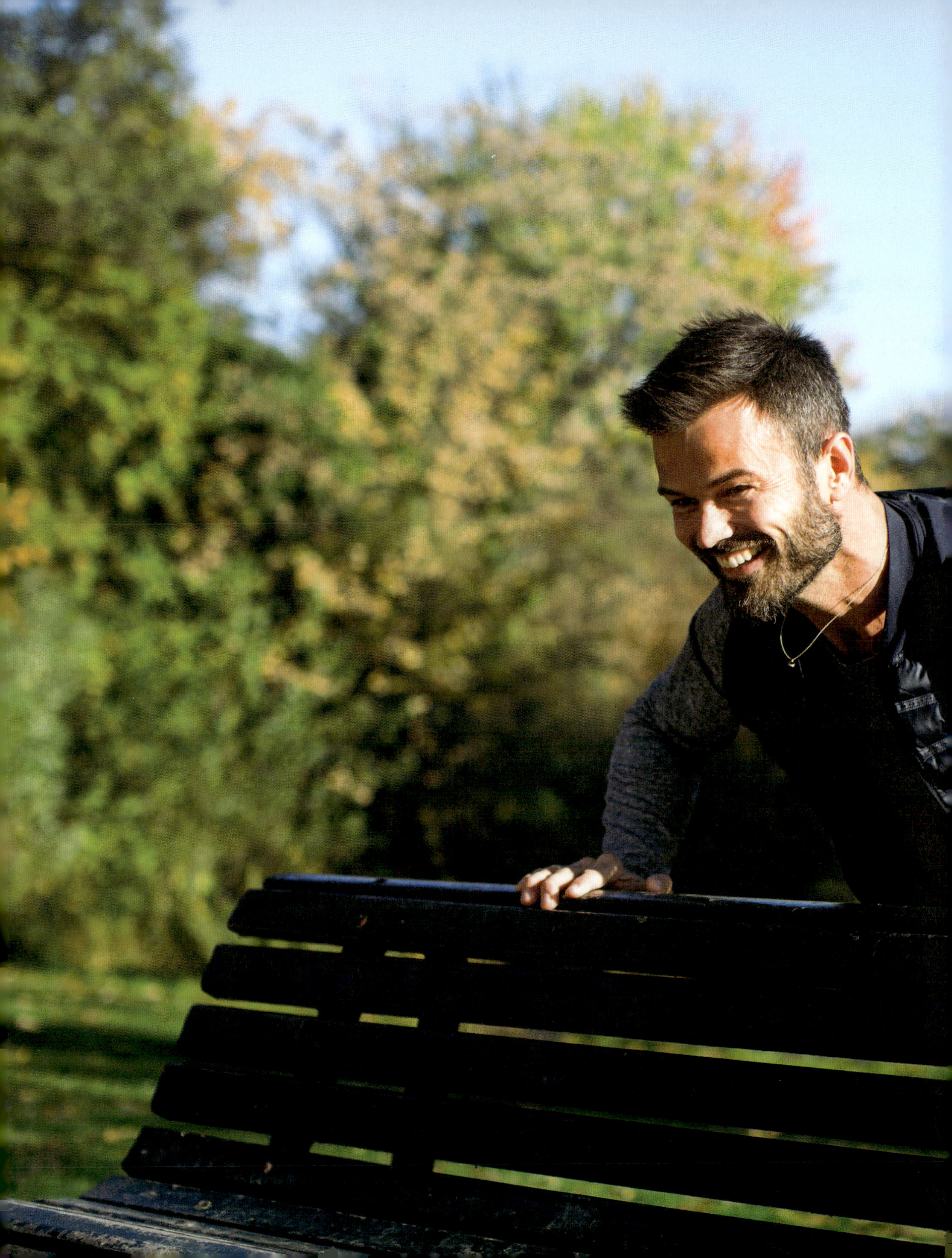

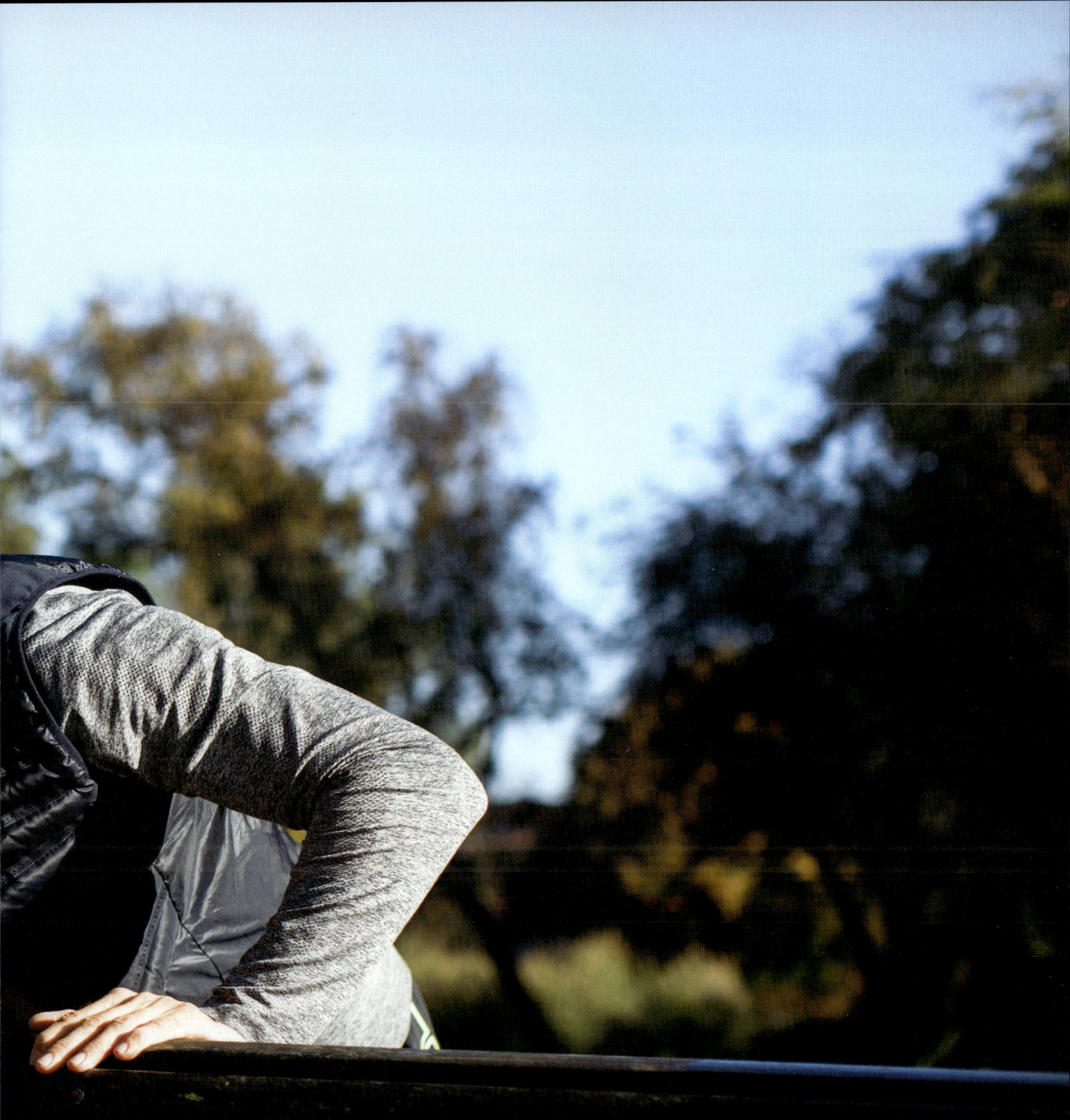

TIP

Bepaal voor jezelf een duidelijke doelstelling op de lange termijn en formuleer hierbij passende en realistische subdoelstellingen die je op de korte termijn wilt behalen.

Persoonlijk verhaal

KLAAS (41)

'Sport is niet de oplossing voor alles, maar ik weet uit eigen ervaring dat het je een gelukkiger mens kan maken.'

'Eind 2011 heb ik me laten opnemen in een verslavingskliniek. Ik had mezelf en het leven van de mensen om me heen onmogelijk gemaakt door mijn drank- en drugsgebruik. Ik had het geluk dat ik mijn drie maanden durende behandeling mocht ondergaan in een kustplaatsje even buiten Kaapstad, in Zuid-Afrika.

Ik was daar om te leren hoe ik kon leven zonder drank en drugs, maar vooral om te ontdekken waarom ik het liefst zo min mogelijk met de werkelijkheid te maken had. Geen idee wat ik in die kliniek kon verwachten en hoe het programma eruit zou zien. Een ding wist ik wel zeker, ik zou deze kans met beide handen grijpen. In de maanden voorafgaand aan mijn opname was ik diep weggezonken en wenste ik mezelf regelmatig dood.

Op een ochtend kwamen een paar medepatiënten bezweet de eetzaal in. Ze waren om zes uur opgestaan om te gaan hardlopen. Kleur op de gezichten, lachend. 'Morgen ga ik ook,' besloot ik. Het vooruitzicht om fysiek uit de put te klimmen, sprak me aan. Sowieso makkelijker dan praten.

Zo ging ik die eerste ochtend veel te hard richting het strand. Anderhalve kilometer heen, anderhalve kilometer terug. Kliniek uit, rechtsaf, veld vol met konijnenholen oversteken, rechtsaf de weg over, de trap af, het strand op en bij de rotsen weer terug. Het mulle zand voor de trap en de trap zelf waren die eerste paar keer nekslagen. Niet zo vreemd als je bedenkt dat ik tegen die tijd al zo'n 23 jaar rookte en toen op een pakje per dag zat. Kokhalzend stond ik op de parkeerplaats, maar tegelijkertijd voelde ik me goed. Sinds die ochtend begin december 2011 is er geen week voorbijgegaan waarin ik niet heb gesport.

Daar in Zuid-Afrika liep ik om de dag hard, altijd 's ochtends vroeg. Aan het eind van de drie maanden liep ik drie tot vier keer in de week steeds 10 kilometer, waarvan een paar kilometer vrij steil bergop gingen. Ik voelde me er geweldig bij: de oceaan, de bergen, het uitzicht.

Het lopen was voor mij een welkome afwisseling van het intensieve therapeutische programma in de kliniek. Even uit mijn hoofd, even niet praten, hoe bevrijdend dat praten vaak ook was. Die combinatie van fysiek beter worden en het optrekken van de mist in mijn hoofd werkte voor mij helend. Hardlopen hielp mij in het proces om nieuw respect voor mezelf te krijgen. Los te komen van zelfhaat en liefdeloosheid.

Inmiddels ben ik ruim vier jaar clean en nuchter. En loop ik nog altijd met heel veel plezier hard. Het draagt bij aan alle andere dingen in mijn leven. Ik kan lopen omdat ik clean en nuchter ben en doordat ik hardloop geef ik mezelf de mogelijkheid daar optimaal plezier aan te beleven. Als hardlooptrainer bij Vondelgym probeer ik dat plezier over te brengen op anderen.'

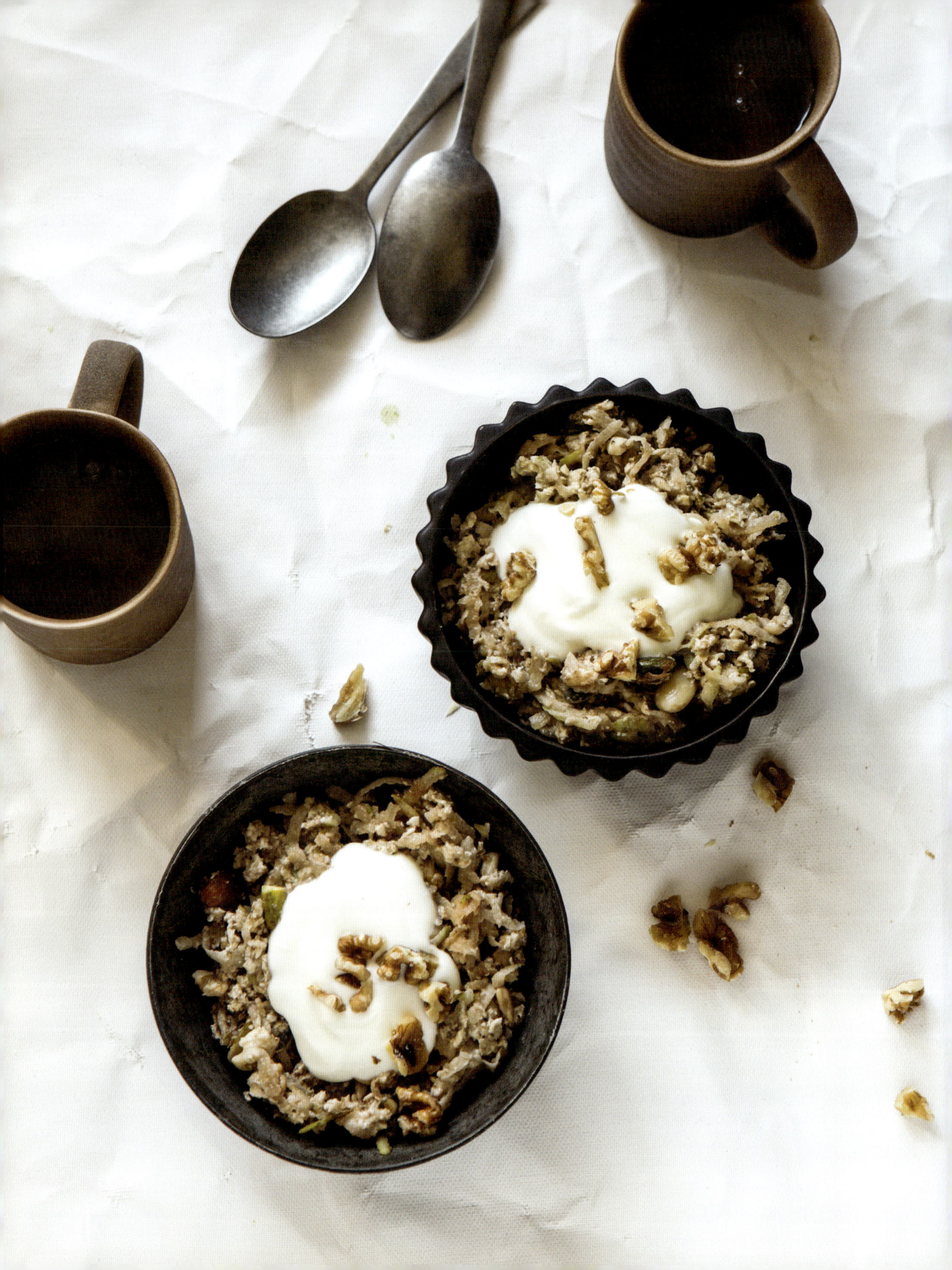

BIRCHER MUESLI MET PEER EN NOTEN

VOOR 2 KOMMEN

Rond 1900 bedacht de Zwitserse arts Bircher deze manier van havermout bereiden. Door de havermout een nachtje te weken wordt het beter verteerbaar. Net als bij overnight oats bereid je het de avond van tevoren.

Ingrediënten

1 peer, geschild en geraspt
sap van ¼ citroen
100 g havermout
2 el walnoten, gehakt
2 el gemengde zaden
1 el honing
300 ml notenmelk (of water)
2 el yoghurt

Benodigdheden

rasp, 2 kommen

Bereiding

1 Meng een avond van tevoren de peer met het citroensap, zodat de peer niet bruin wordt. Voeg de havermout, 1 eetlepel walnoten en de gemengde zaden toe.
2 Roer de honing met de notenmelk (of het water) erdoor. Meng zorgvuldig, verdeel het mengsel over 2 kommen en zet afgedekt in de koelkast.
3 Voeg de volgende ochtend aan beide kommen 1 grote eetlepel yoghurt en de resterende walnoten toe. Garneer eventueel met zelfgemaakte granola (zie p. 149).

VARIATIE Vervang de peer eens door een geraspte appel en de walnoten door gehakte amandelen.

HAVERMOUT Door het hoge vezelgehalte bevordert haver de stoelgang en zorgt het voor een langdurig verzadigd gevoel. Rijk aan vitamine B draagt haver bij aan spieropbouw, verbetering van het concentratievermogen en ondersteunt het lichaam in tijden van stress.

GEROOSTERDE BLOEMKOOL EN KIKKERERWTEN MET KABELJAUW

VOOR 2 PERSONEN

Ingrediënten

1 grote bloemkool
1 handje verse bladpeterselie, fijngehakt
4 el olijfolie
400 g kikkererwten uit blik
250 g kabeljauw
1 el dijonmosterd
1 el grove mosterd
sap van ½ citroen
1 tl honing
zout en peper

Benodigdheden

braadslee, ovenschaal

Bereiding

1 Verwarm de oven voor tot 180 °C.
2 Snijd de bloemkool in roosjes. Leg de bloemkoolroosjes in een braadslee. Bestrooi met de peterselie, besprenkel met 1 flinke eetlepel olijfolie en breng op smaak met zout en peper. Schep even om. Rooster de bloemkool 40 minuten in de oven, tot de roosjes goudbruin en zacht zijn. Schep elke 15 minuten om.
3 Doe ondertussen de kikkererwten in een zeef. Spoel onder zacht stromend, koud water en laat uitlekken.
4 Voeg na 20 minuten de kikkererwten toe aan de bloemkool in de braadslee.
5 Smeer de kabeljauw in met een ½ eetlepel olijfolie en leg in een ovenschaal. Breng op smaak met zout en peper. Zet de ovenschaal de laatste 10 minuten in de oven. Witvis heeft maar kort nodig, anders wordt het visvlees te droog.
6 Meng voor de dressing de twee mosterdsoorten met 4 eetlepels olijfolie, citroensap en honing. Breng op smaak met zout en peper.
7 Haal het groentemengsel en de kabeljauw uit de oven. Schep de dressing door de groente en serveer met de kabeljauw. Geef er eventueel nog een partje citroen bij.

VARIATIE Vervang de helft van de bloemkool eens door knolselderij of pastinaak. Snijd in gelijke grootte als de bloemkoolroosjes en rooster mee.

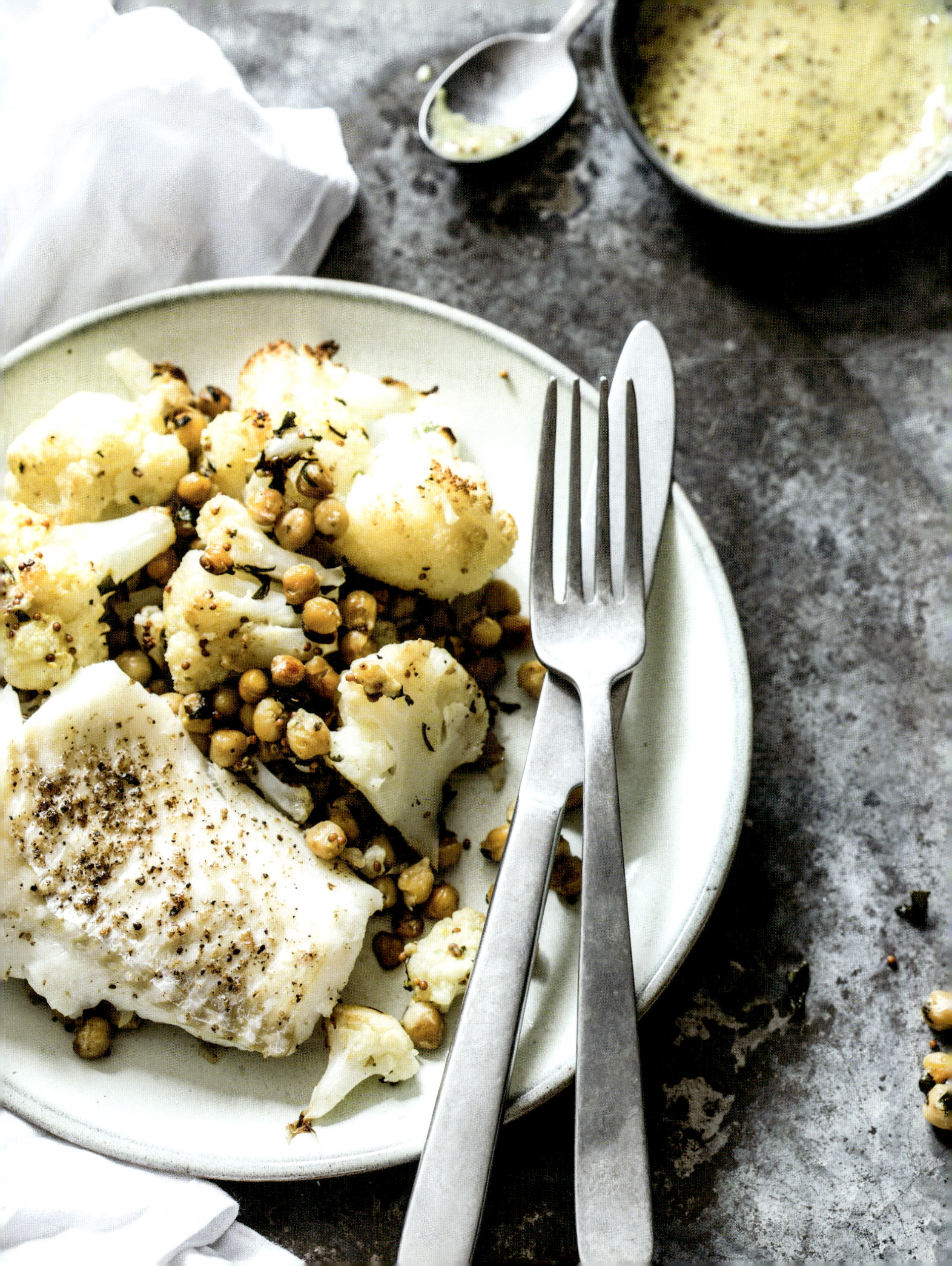

GREEN-UP-JUICE

VOOR 2 GLAZEN

Ingrediënten

1 groene appel
2 stengels bleekselderij
½ komkommer
1 bospeen
1 stukje gember van 2 cm, geschild
1 handje groene sla, zoals rucola
sap van ¼ citroen

Benodigdheden

slowjuicer, 2 glazen

Bereiding

1 Snijd de appel in parten en verwijder het klokhuis. Snijd de bleekselderij in kleine stukjes (vanwege de vezels) en de komkommer en bospeen in de lengte door vieren.
2 Doe een voor een in de slowjuicer, voeg halverwege de gember en de sla toe.
3 Voeg het citroensap toe aan de juice.
4 Roer het sap even goed door en schenk in de glazen. Voeg wat ijsklontjes toe voor een lekker koud drankje.

BLEEKSELDERIJ Het onschuldige uiterlijk doet wellicht anders vermoeden, maar bleekselderij zit propvol geneeskrachtige bestanddelen. Het bevat bijvoorbeeld een krachtige en effectieve pijnstiller, genaamd 3-n-butylphthalide, en heeft daardoor een heilzame werking bij verstuikingen en blessures. Vervang de sla door spinazie of boerenkool voor een ultragroene juice.

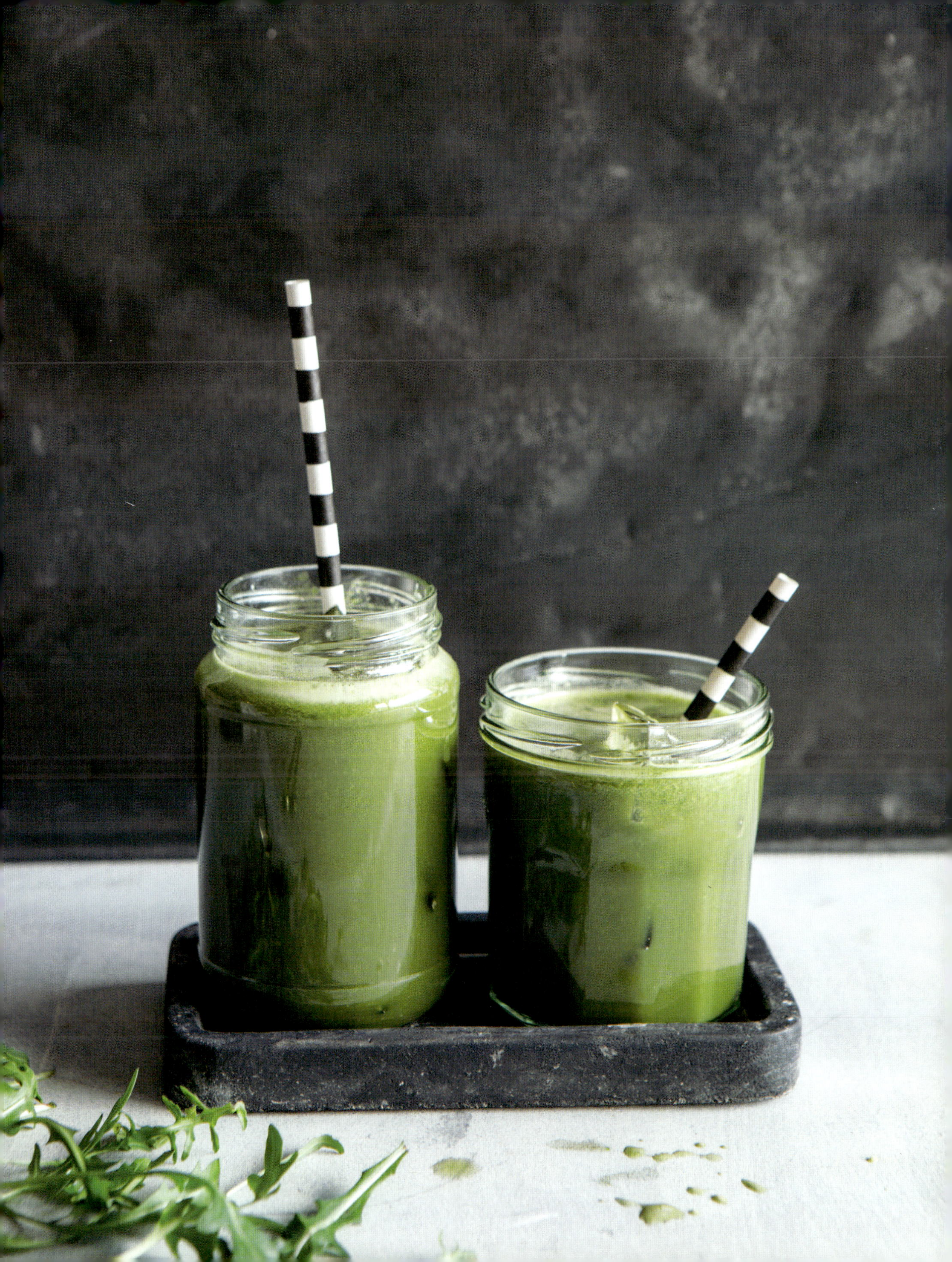

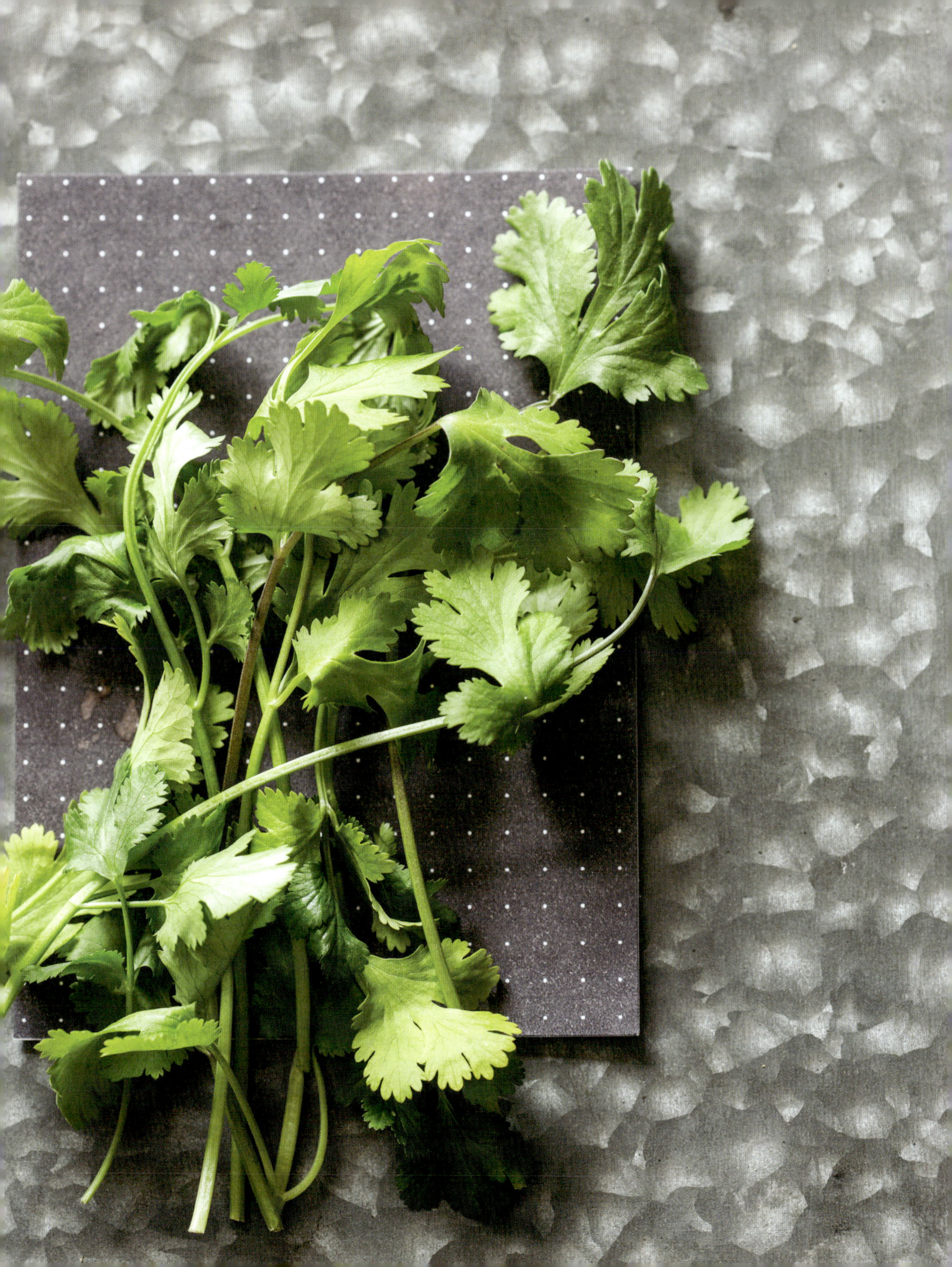

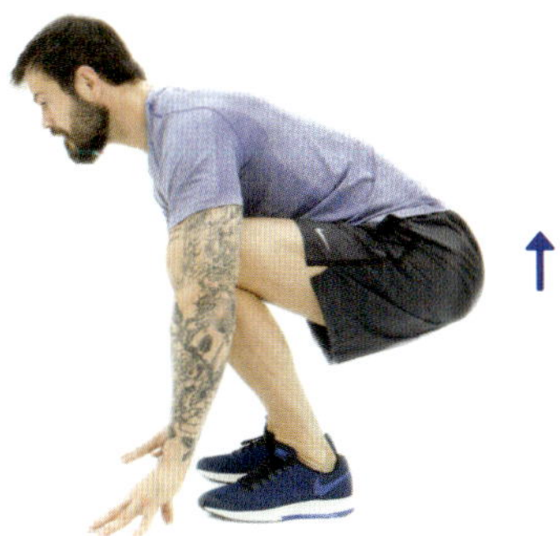

STAP 4

Terwijl je jezelf omhoogduwt, breng je je benen weer onder je bovenlichaam.
LET OP De beweging komt vanuit je heupen!

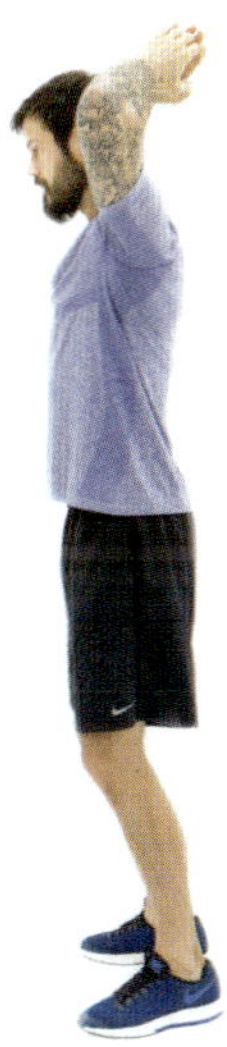

STAP 5

Je gaat weer rechtop staan. Om er zeker van te zijn dat je – wanneer je meerdere burpees achter elkaar doet – helemaal overeind komt, klap je achter je hoofd in je handen. Vanuit deze positie kun je direct weer bij stap 1 beginnen.

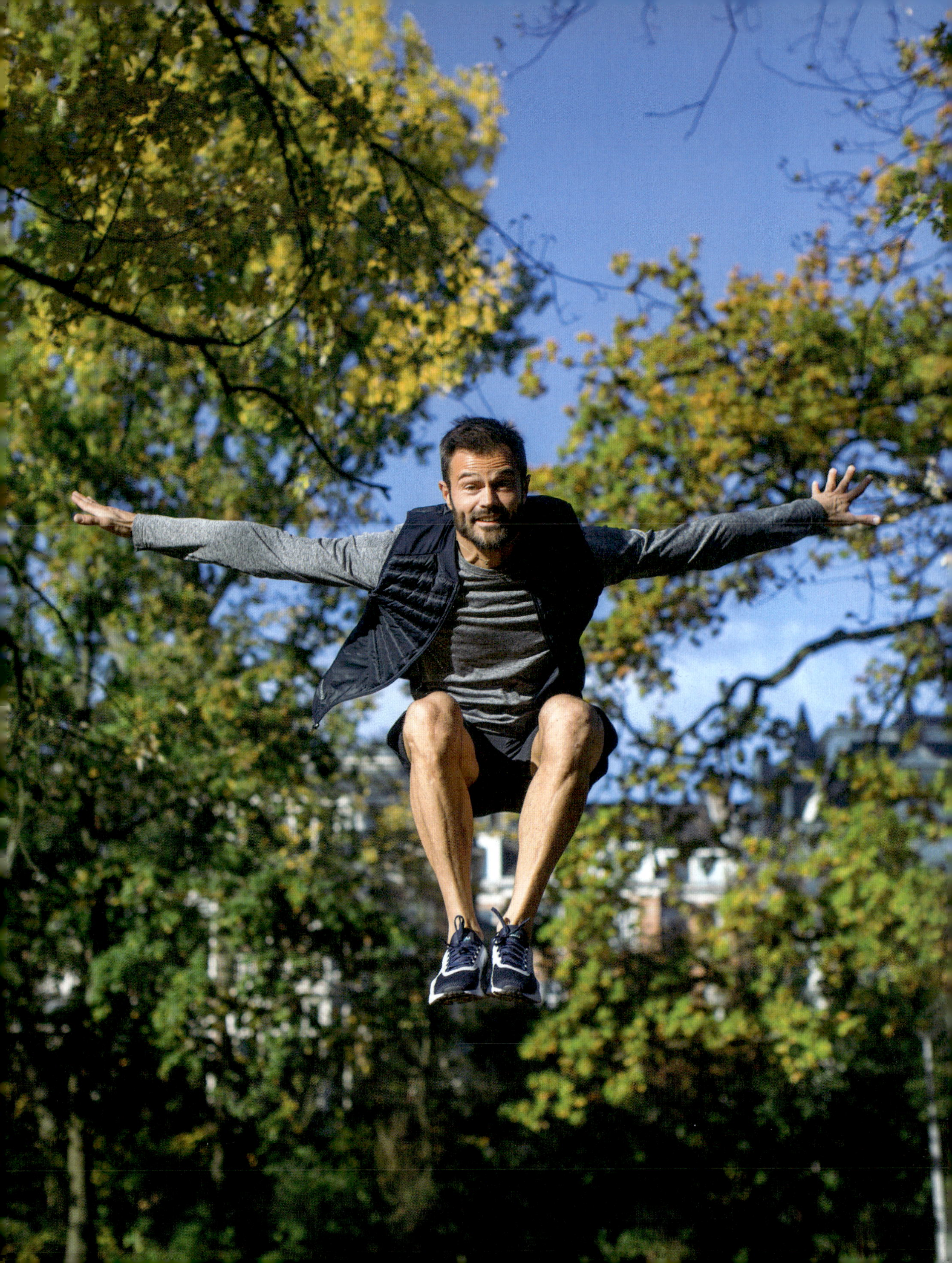

2

PLEZIER

Onder een groot deel van de bevolking leeft nog altijd hardnekkig het idee dat alles wat leuk is, slecht voor je is. Drank, drugs en lekker eten. Je overgeven aan deze geneugten van het leven gaat niet samen met een gezonde leefstijl, waarbij termen horen als discipline, rust, toewijding, gematigdheid of groentesmoothies. Toch?

Klopt dat idee? Moet je om echt resultaten te behalen qua gezondheid en fitheid de club, de kroeg, de snackbar en festivals definitief vaarwel zeggen? Is dat plezier?

Het panel

'GEZOND ETEN, TRAINEN? KOM OP ZEG, IK WIL OOK NOG EEN BEETJE PLEZIER HEBBEN!'

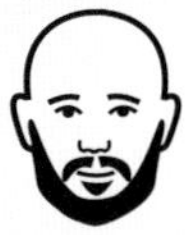

KLAAS

'Eigenlijk best raar, het idee van plezier dat we hebben ontwikkeld. Als ik over plezier hoor praten, komt het vaak neer op naar de klote gaan of ongezond eten. Sinds ik gezond ben gaan leven, beleef ik tien keer zoveel plezier. En ik ben er nog bewust bij om het mee te maken ook!'

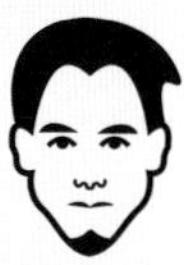

JAY

'Als je mij op verschillende momenten in mijn leven had gevraagd wat plezier is, had ik steeds andere antwoorden gegeven. Nu is plezier voor mij in vrijheid en in harmonie met de omgeving leven. Leren en ontwikkelen. Dingen doen die ik niet voor mogelijk had gehouden, mezelf overtreffen met sportprestaties.'

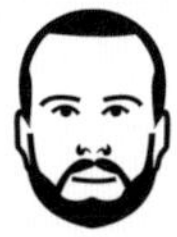

MIKE

'Een paar keer per jaar "pak" ik een festivalletje en dan ga ik helemaal los. Ook ga ik regelmatig uit eten met vrienden en drink daar een wijntje bij; ik leef zeker niet als een monnik. Het gaat om de balans. Als je over een lange periode twee keer in de week traint, zul je merken dat je goede resultaten behaalt, zonder dat je het gevoel hebt dat je er alles voor moet laten. Natuurlijk is het mogelijk om een gezonde en actieve leefstijl te combineren met dingen die heel leuk maar niet goed voor je zijn. Helemaal mooi is het als je plezier vindt in sporten en ontdekt hoe je gezond eet en ook nog eens lekker. Ik ben ervan overtuigd dat plezier in sport zelfs een voorwaarde is voor succes op de korte en de lange termijn.'

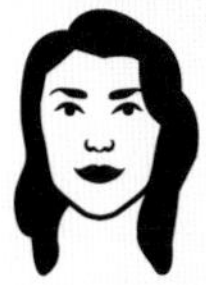

VALENTINE

'Plezier is misschien wel het allerbelangrijkst! Hoe ga je anders vier, vijf uur in de week sportend doorbrengen? Op zoek gaan naar een activiteit die je leuk vindt, is in het begin veel belangrijker dan jagen op de doelstellingen die je jezelf in het begin van het jaar hebt gesteld. Om er plezier in te houden, kun je kijken naar wat je kunt veranderen. Ga na een tijdje weer eens wat nieuws doen. Volg eens een les kickboksen of probeer Crossfit als je een tijd alleen maar hebt hardgelopen.'

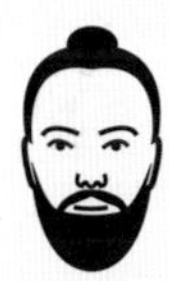

MARVIN

'Als mensen prestaties beginnen te leveren, "winnetjes" behalen, 's ochtends fit opstaan, dan gaan ze daar echt plezier in beleven. Plezier is het moment dat sporten een kwestie van willen wordt in plaats van moeten. Doen wat je leuk vindt, maakt het leven mooi.'

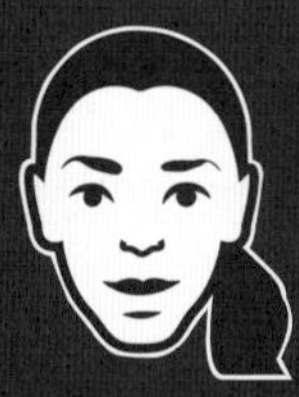

BRENDA

'Het gaat er niet om eten of drinken te verbieden. Het leuke is dat als je regelmatig sport, dat het juist af en toe kan! Wat ik adviseer is om eens goed te kijken welke kleine dingetjes je kunt aanpakken. Waar kan ik iets minder van eten of drinken? Je moet beginnen met de kleine dingen.'

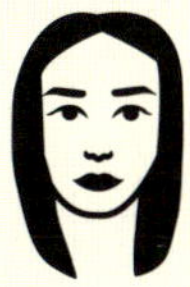

FRANZISKA

'Je levensstijl of je dieet zouden geen dingen moeten zijn waar je negatieve gedachten bij hebt. Als gezond leven aanvoelt alsof je een rots op je rug meezeult, houd je het niet vol.'

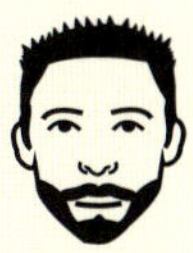

SEFTON

'Je moet er plezier in hebben, anders moet je het niet doen! Als je iets vindt waar je plezier in hebt dan moet je dát gaan doen. De rest komt later wel.'

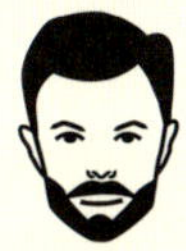

ARIE

'Het begint met de vraag wat je precies wilt. Wil je iets veranderen in je leven? Dan moet je meestal offers brengen. Een combinatie van een actief sportleven met uitgaan, alles eten en drinken wat je wilt, levert altijd minder resultaat op dan een actief sportleven zonder al die uitspattingen. Dus zoek je balans, en probeer vooral dingen uit. Het is niet zo zwart-wit als je vreest. Maar gebruik plezier willen hebben niet als excuus om niet te trainen.'

TIPS

Zoek een sport die je leuk vindt; niet iedereen hoeft naar de sportschool!

INSTAGRAM-ACCOUNTS OM JE VINGERS BIJ AF TE LIKKEN

- @munchies
- @tastyasheck
- @thefeedfeed
- @chefmattybee
- @havermoutje
- @sprinklesforbreakfast

Persoonlijk verhaal

MARIJE (30)

'Als je van de zeven avonden er drie zou sporten, blijven er nog vier avonden over voor andere leuke dingen.'

'Vroeger deed ik aan tennis, basketbal en hockey. Vooral basketbal was best pittig, zware trainingen, maar wel heel leuk. Toen ik zeventien werd, ging ik studeren in een andere plaats dan waar ik woonde, met de trein vaak laat terug, het werd lastig om te blijven sporten. Mijn moeder zei toen tegen me: 'Volgens mij ben je niet in balans. Je doet te veel met je hoofd en je beweegt te weinig.' Ze had gelijk. Ik merkte dat ik vaker vermoeid was en meer stress had.

Na een jaar ging ik op kamers in Groningen. In mijn eerste jaar leefde ik het echte studentenleven: veel drinken, niet sporten, weinig slapen. Ik liep altijd wel heel veel. Mede doordat mijn fiets twee keer was gejat en ik geen zin (en geld) had om een nieuwe te kopen. Het wandelen hield me nog een beetje fit. Op een gegeven moment ben ik daar wel naar de sportschool gegaan. Fitness, voor sterke armen en buikspieren.

Na mijn studie verhuisde ik naar Amsterdam waar ik na een tijdje niets te hebben gedaan weer regelmatig ben gaan sporten. Dat was ook wel nodig voor mijn werk in de jeugdhulpverlening. Dan moet je soms echt fysiek kunnen ingrijpen. Wel handig als je dan fit bent.

In 2010 ging ik een jaar reizen met Egypte als uitvalsbasis. Toen lag het sporten ook weer een tijdje stil. Ik zie een patroon... Op een gegeven moment ontstaat er toch een soort onrust in mijn lijf en merk ik dat ik vermoeid raak. Dan krijg ik behoefte aan beweging, omdat ik weet dat ik me beter voel als ik wel sport. Als ik niet sport ben ik veel sneller moe.

Twee jaar later verhuisde ik naar Israël, het land van mijn man. Ik zat in het begin veel thuis, omdat ik nog niet mocht werken. Ik voelde me uitdijen. Ook toen ik weer aan het werk ging, lukte het me niet om te sporten. Ik was elke dag twee uur onderweg naar mijn werk; ik kreeg het niet voor elkaar. Als ik daar nu op terugkijk, had het best gekund met beter plannen en prioriteiten stellen.

Nu ik weer in Amsterdam woon en train bij Vondelgym, sport ik drie tot vier keer in de week. Je hebt zeven dagen in de week en je hoeft niet elke avond uit eten, naar de film of een feestje. Je hoeft ook niet iedere avond te sporten. Als je van de zeven avonden er drie zou sporten, blijven er nog vier avonden over voor andere leuke dingen.

Ik denk dat ik gemiddeld een keer per week uitga, een uitgebreid etentje heb of een feestje bezoek. Als ik flink uit ben geweest, ben ik de dag daarna brak. Op die brakke dag plan ik geen sport, dan heeft mijn lichaam alle energie nodig om te herstellen. Dan wil ik het niet nog een keer een klap erbovenop geven.

Drie tot vier keer in de week sporten kost me nu geen enkele moeite meer. Ik heb het enorm naar mijn zin en heb ontdekt dat ik het plezier vasthoud door veel verschillende sporten te doen: boksen, fitness-circuits, mobility en Crossfit. Die afwisseling houdt het leuk.

Ik train niet met hele specifieke doelen. Ik wil positief zijn over mijn figuur – dat was een tijdje niet meer zo – en me goed en energiek voelen.'

TIP

Doe als je brak bent geen
gecompliceerde oefeningen.
Je concentratie is doorgaans
minder goed en blessures liggen
dan op de loer.

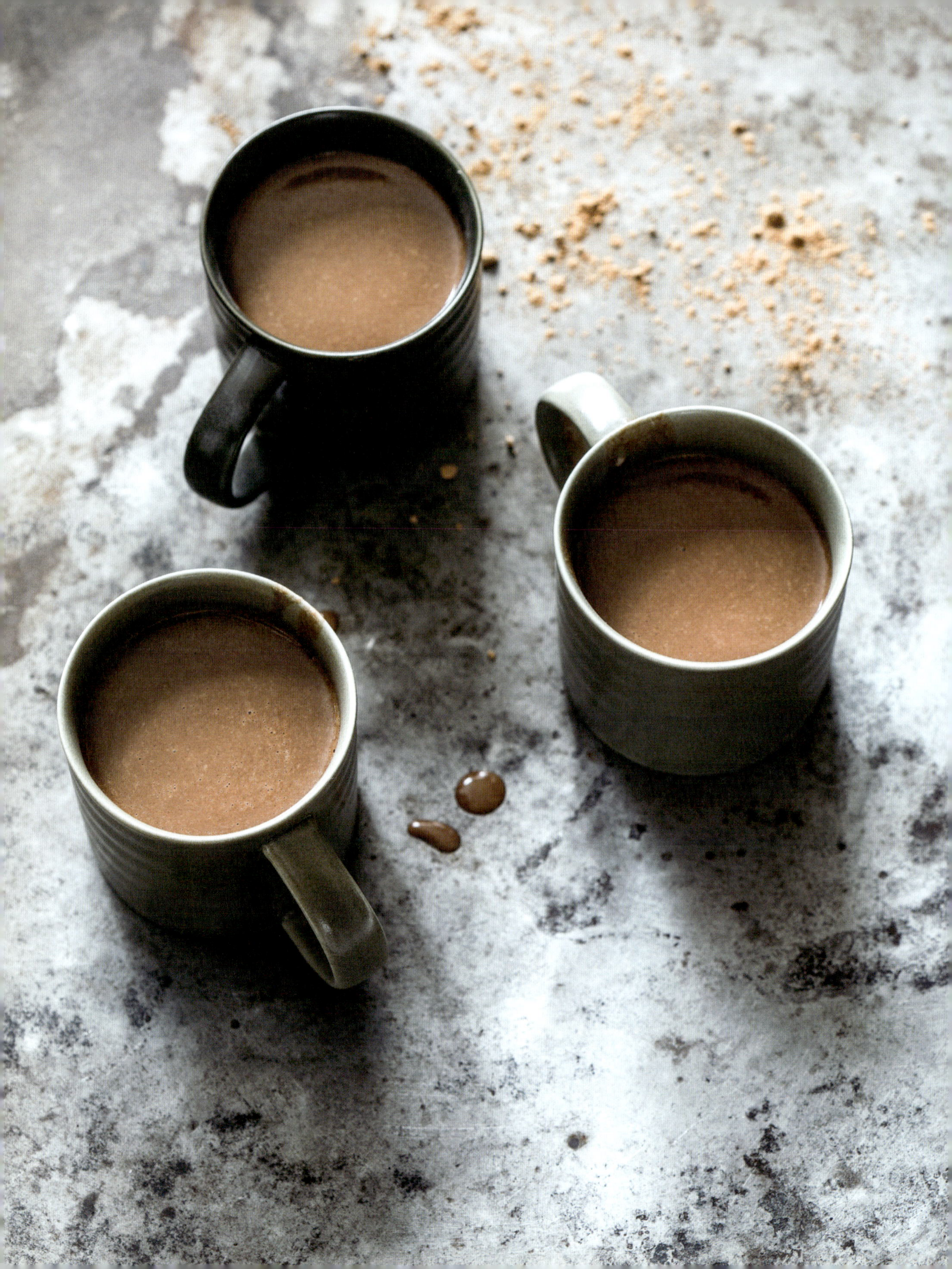

HOT CHOCOCOCO

VOOR 2 MOKKEN

Ingrediënten

3 el rauw cacaopoeder
½ tl vanille-extract
1 el ahornsiroop
1 tl gemalen kaneel
1 snufje zout
400 ml kokosmelk

Benodigdheden

steelpan, 2 mokken

Bereiding

1 Meng het cacaopoeder, vanille-extract, de ahornsiroop, kaneel en het zout met een scheutje kokosmelk. Roer goed door tot een egaal papje.
2 Voeg de resterende melk toe aan het chocolademengsel en roer goed. Verwarm al roerende de chocolademelk op middelhoog vuur.
3 Verdeel de chocolademelk over twee mokken en enjoy! Lekker met een cinnamon bun erbij (zie p. 49).

ANIJSMELK Liever anijsmelk? Breng de kokosmelk met het vanille-extract, de ahornsiroop, het zout en 3 eetlepels anijszaad aan de kook en laat 3 minuten zachtjes koken. Haal van het vuur en laat het mengsel met een deksel op de pan nog 10 minuten trekken. Giet de anijsmelk door een zeefje in twee mokken. Extra leuk om te serveren met een steranijs in de melk!

RAUW CACAOPOEDER

Rauw cacaopoeder bevat meer dan 1500 nuttige stoffen, maar eenmaal bewerkt (bijvoorbeeld tot normaal cacaopoeder) blijven er slechts vijf van over, waarvan cafeïne de belangrijkste is. Kies dus voor de rauwe variant, want deze zit barstensvol krachtige stoffen met een opvallend positief effect op onze geest en stemming.

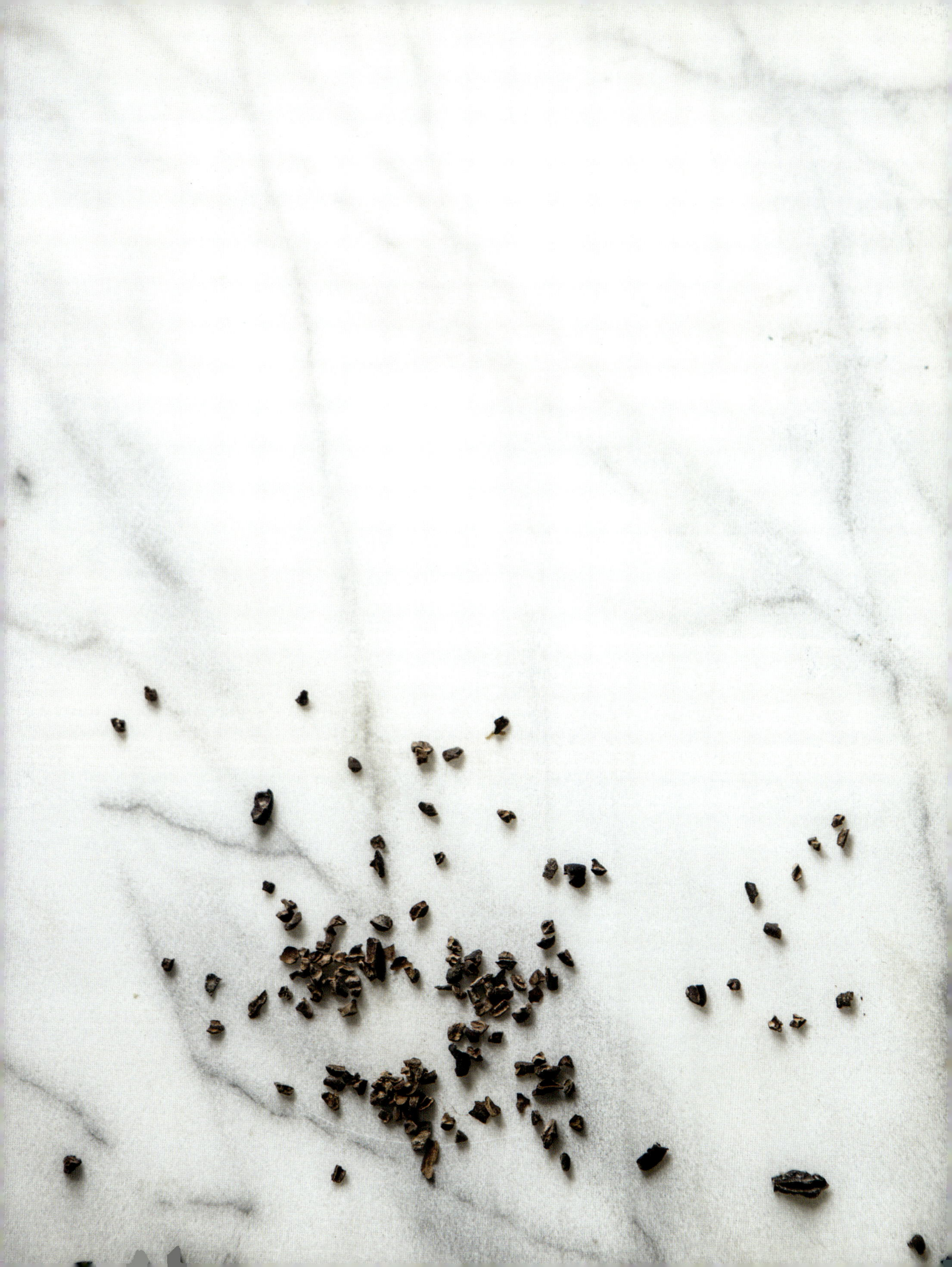

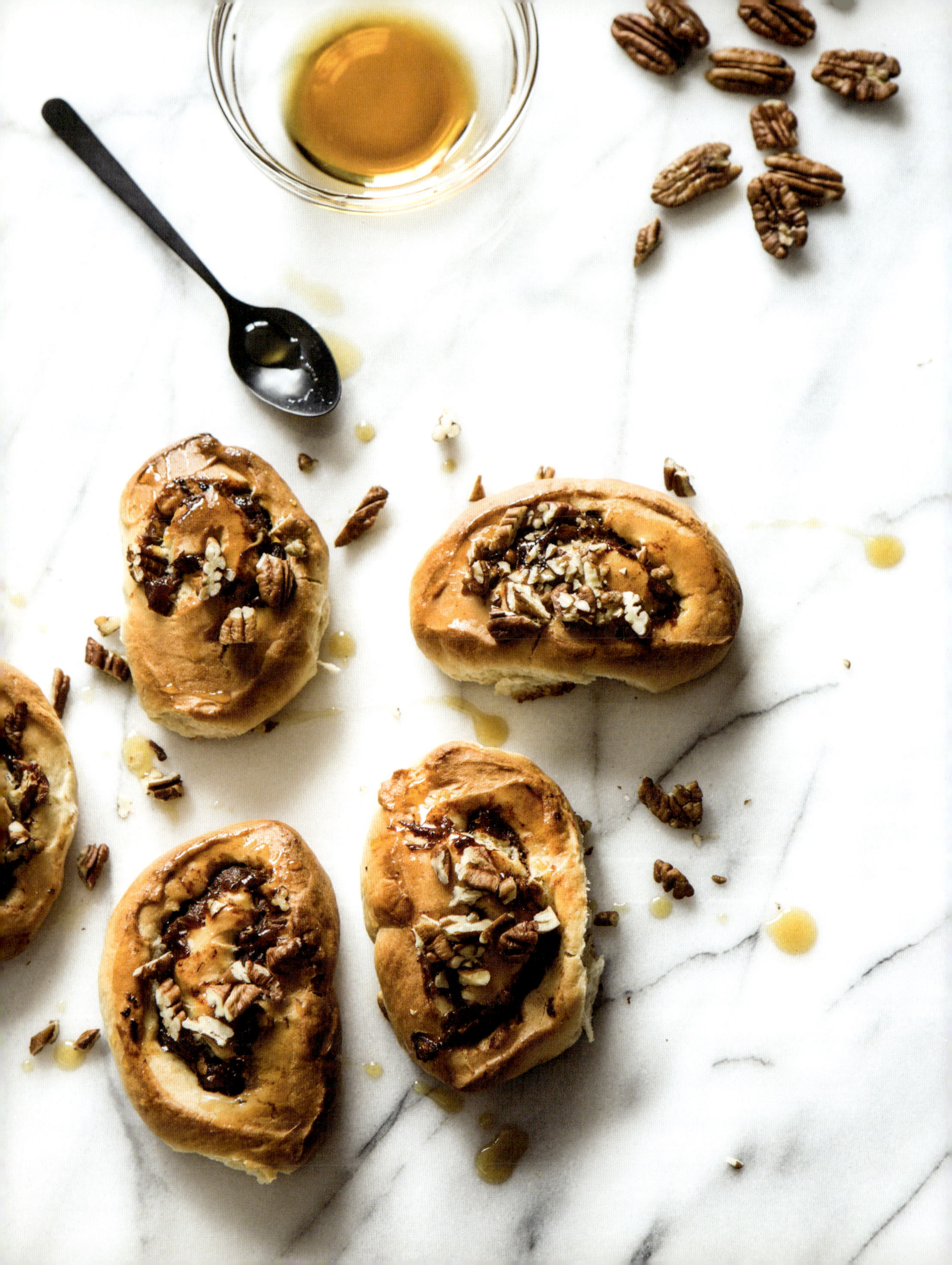

CINNAMON BUN VAN SPELT

VOOR 20 STUKS

Voor het deeg
175 ml amandelmelk
5 el kokosolie
400 g speltmeel
7 g gedroogde gist
(1 zakje)
2 el kokosbloesemsuiker
½ tl zout
50 ml water

Voor de vulling
225 g dadels (Medjool)
125 ml kokendheet water
1½ tl gemalen kaneel
½ tl gemalen kardemom
¼ tl grof zout
75 g pecannoten, grof gehakt

Voor het glaceren
2 el ahornsiroop

Benodigdheden
steelpan, grote kom, staafmixer met beker, bakpapier, bakplaat, huishoudfolie, bakkwastje

Bereiding
1 Begin met het maken van het deeg. Verwarm de amandelmelk met de kokosolie in een pannetje tot de kokosolie gesmolten en het melkmengsel lauwwarm is.
2 Meng in een grote kom driekwart van het speltmeel met de gist, kokosbloesemsuiker en het zout.
3 Voeg het lauwwarme melkmengsel samen met het water toe aan de droge bestanddelen. Roer goed door met een houten lepel tot een nat deeg.
4 Voeg het resterende meel toe en kneed het deeg 5 minuten met de hand tot het een mooi elastisch deeg is. Laat afgedekt 10 minuten rusten.
5 Maak ondertussen de vulling. Ontpit de dadels, hak in stukjes en doe in de beker van de staafmixer. Giet het hete water erbij en pureer met de staafmixer tot een egale saus. Roer er op het laatst met een lepel de kaneel, kardemom en het zout door.
6 Rol het deeg op een met bloem bestoven werkblad uit met een deegroller tot een rechthoekige lap van circa 30 x 45 centimeter.
7 Bestrijk het deeg met de dadelsaus tot 1 centimeter van de rand. Dit gaat makkelijk met de bolle kant van een lepel. Bestrooi de vulling met de pecannoten, maar houd een paar noten apart voor de garnering.

Dit gerecht gaat door op de volgende pagina ⟶

8 Rol het deeg vanaf de lange kant strak op tot een dikke lange rol. Snijd de zijkanten eraf. Snijd de rol in zo'n 20 stukken, ieder van circa 2 centimeter dik. Dit gaat het handigst met een schoon, scherp mes.
9 Leg de stukken met de ronde spiraal naar boven op een met bakpapier beklede bakplaat en dek af met huishoudfolie. Laat nog eens 30 minuten rijzen.
10 Verwarm ondertussen de oven voor tot 190 °C.
11 Verwijder de folie en plaats de bakplaat in het midden van de oven. Bestrijk de buns 5 minuten voor het einde van de baktijd met behulp van een bakkwastje met de ahornsiroop. Plaats terug in de oven en bak af.
12 Bestrooi de buns met de resterende pecannoten en laat iets afkoelen. Warm zijn de broodjes het lekkerste.

KARDEMOM Voor een volle kardemomsmaak gebruik je geen gemalen kardemom, maar maal je zelf de zaadjes van 3 peulen fijn in een vijzel. Dit geeft een veel intensere smaak aan de broodjes! Je kunt de kardemom ook eens vervangen door 1 theelepel anijszaadjes.

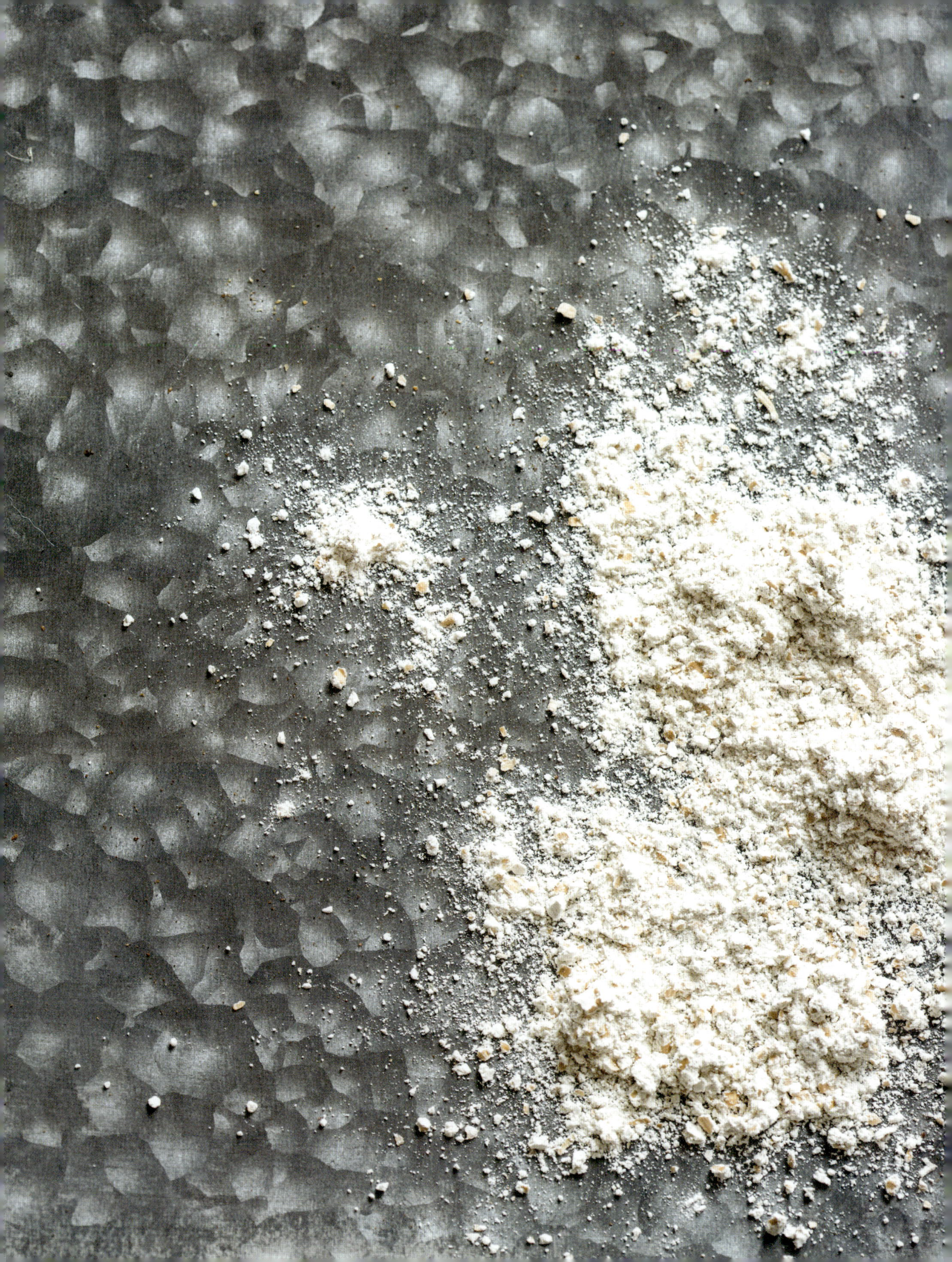

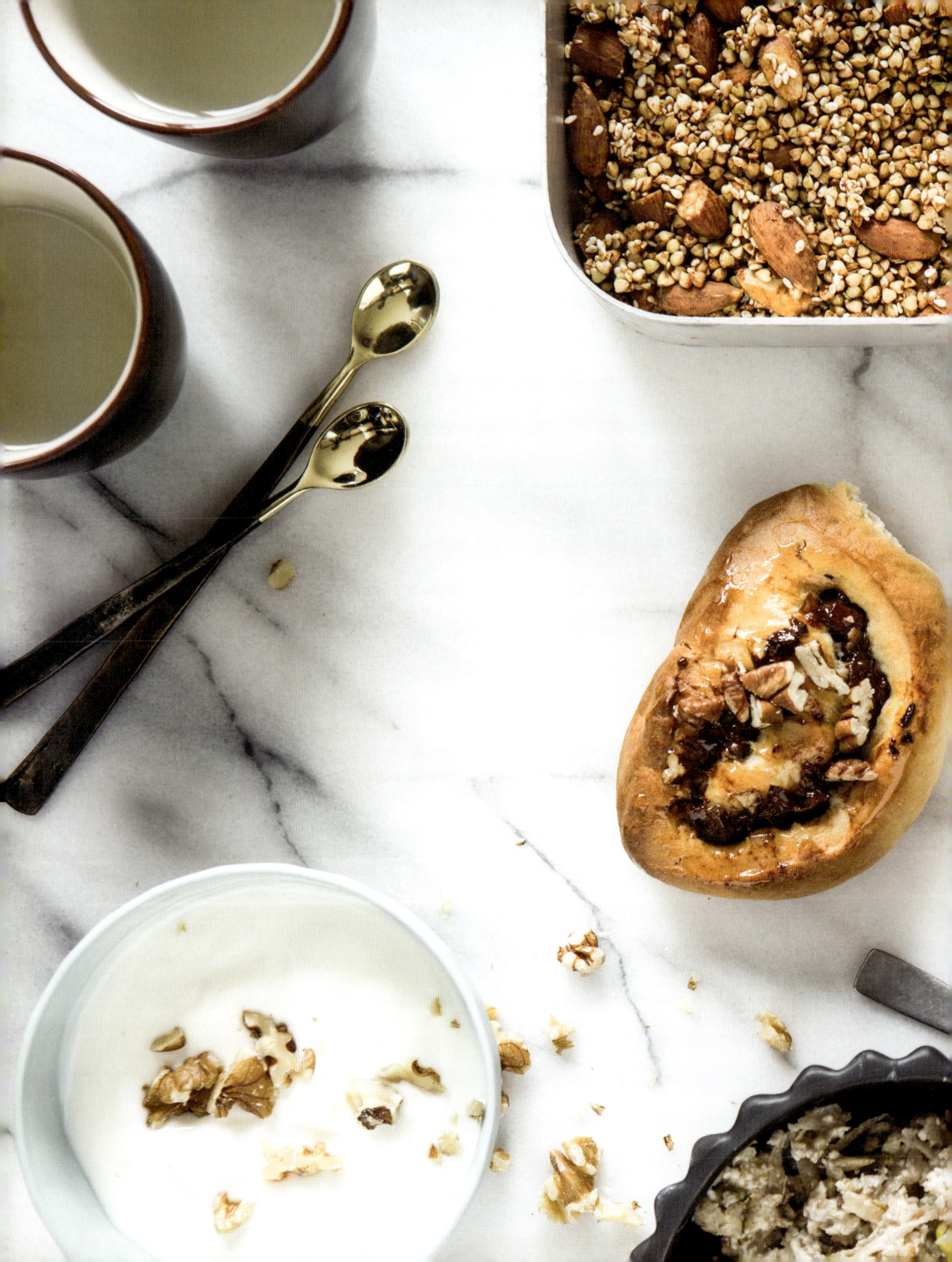

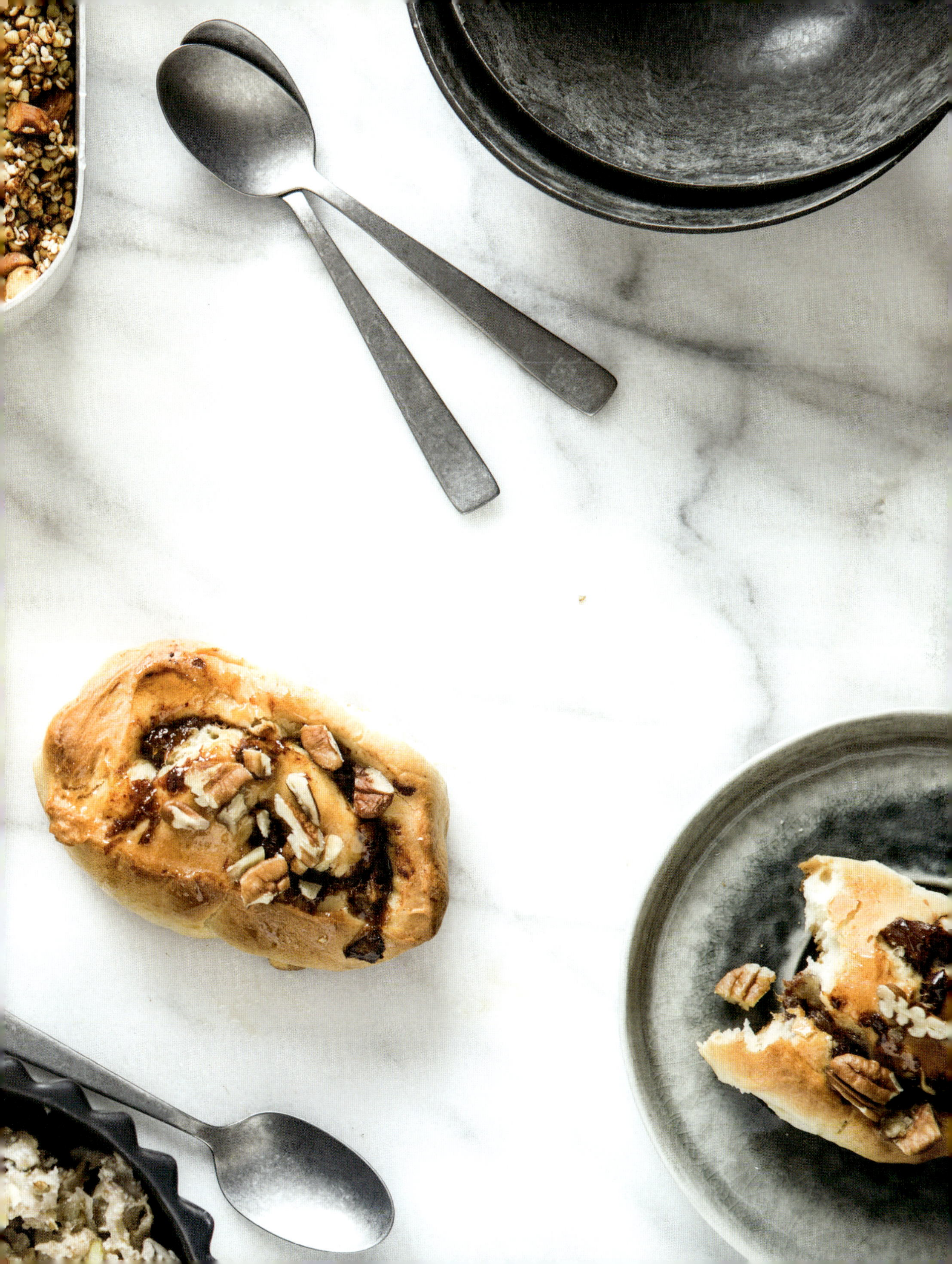

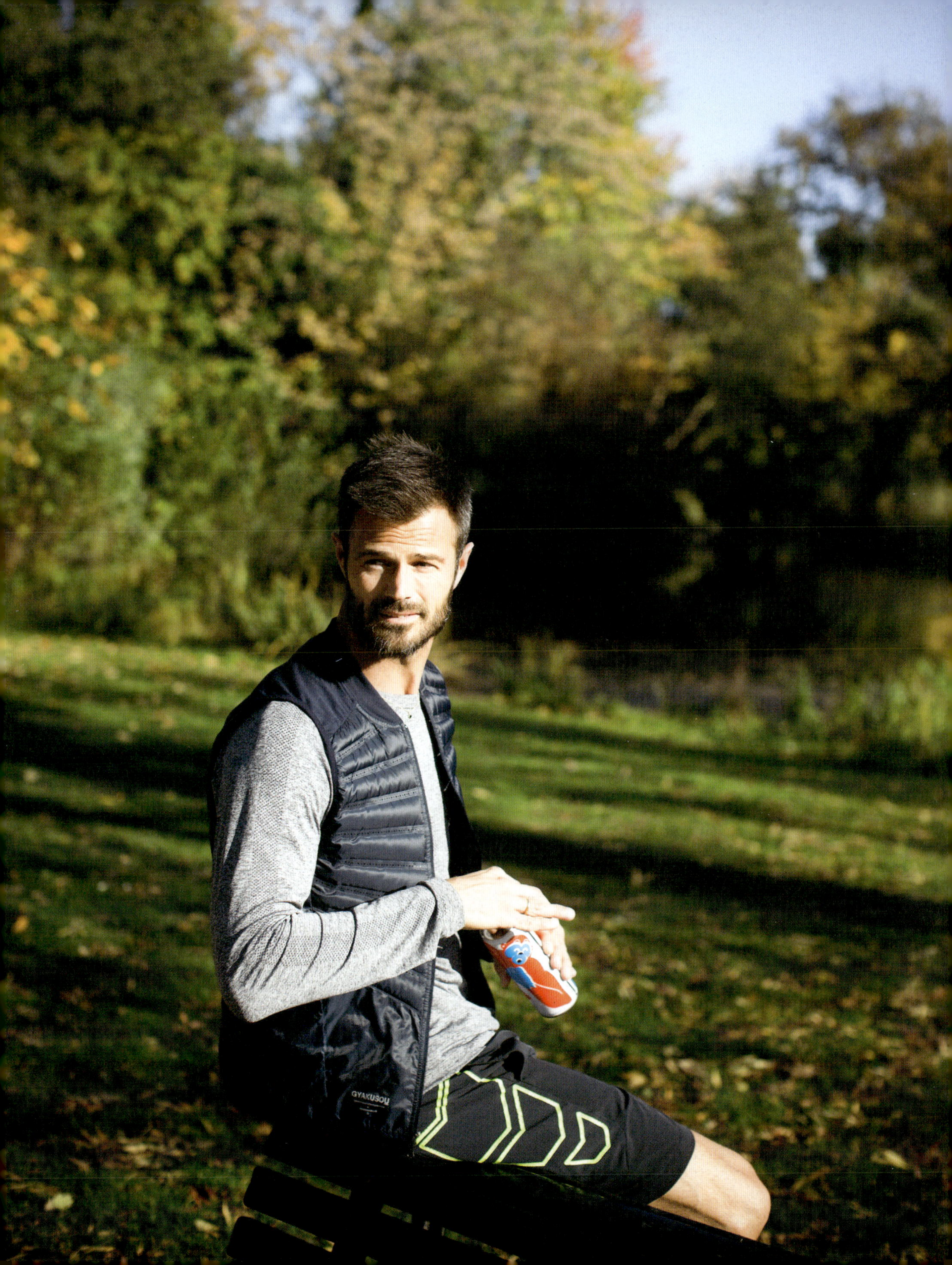
GYAKUSOU

TIP

Alcohol droogt je uit. En van sporten verlies je ook weer vocht. Zorg na een avondje uit dus dat je nog veel meer water drinkt dan normaal tijdens het trainen.

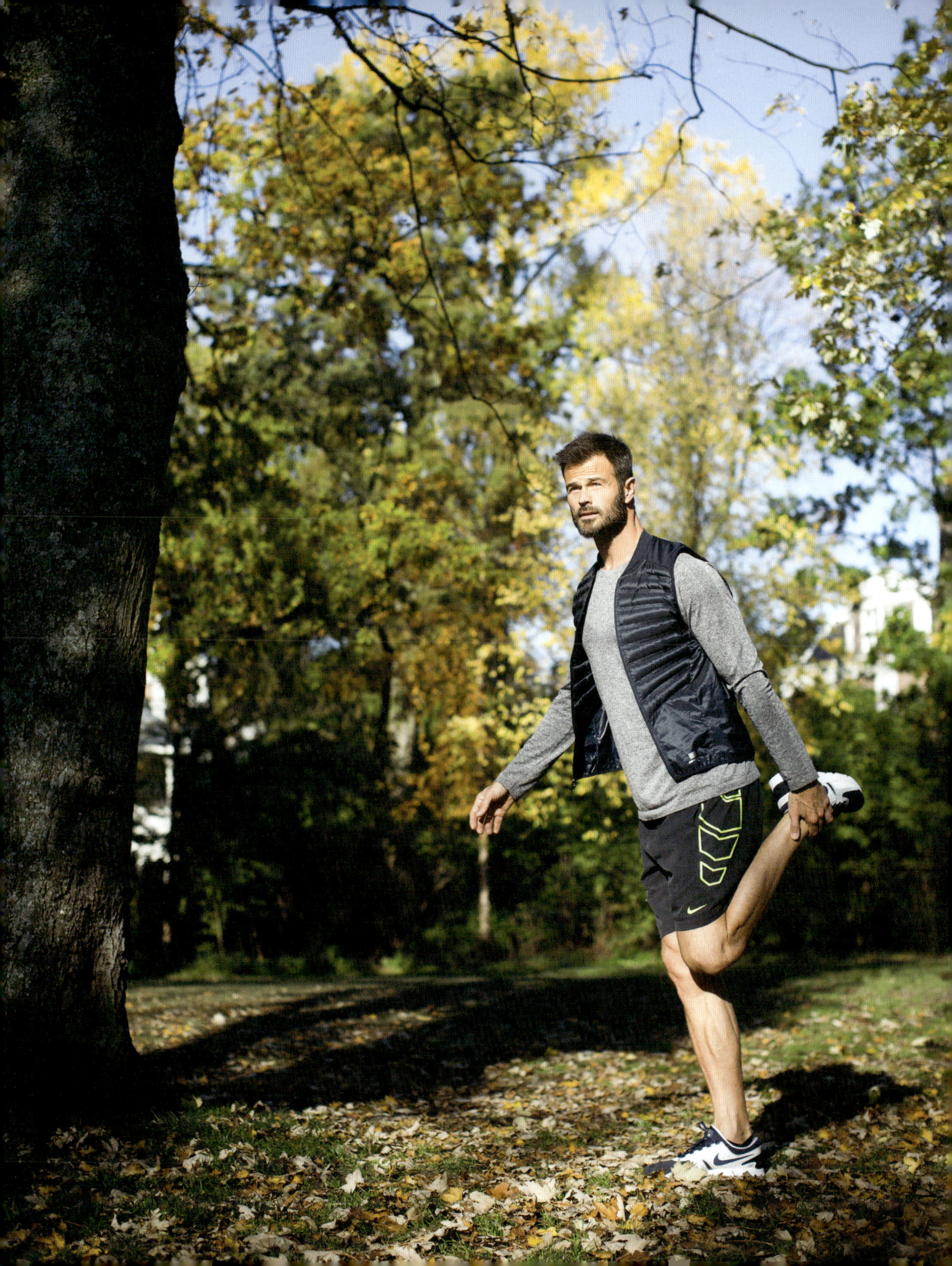

DE SPEELTUIN

SCHEMA

SET 1 Wall walkers
SET 2 Handstand tegen de muur
SET 3 Handstand
SET 4 Radslag
SET 5 Knees to chest jumps

Als kind klom je in bomen, je deed de radslag en stoeide met andere kinderen. Je was soepel, minder bang om iets te breken of te verzwikken. Maar ook minder terughoudend om nieuwe dingen te proberen. Dit schema draait om het plezier dat je kunt hebben in beweging. En om dingen doen waar je misschien een tikkeltje bang voor bent, om zodoende je grens voorzichtig steeds meer te verleggen.

Zorg dat je de ruimte hebt, en een muur waar je met je voeten tegen aan mag staan. We gaan de wereld op z'n kop zetten. De handstand, los en tegen de muur, een soort spidermanloopje tegen de wand op, de radslag en gewoon heel hoog springen. Bij die handstand moet je onthouden dat de kracht uit je schouders komt. Houd je armen goed recht, anders zak je erdoorheen. En als je nog geen volledige handstand aandurft, probeer je eerst een paar keer voorzichtig met je voeten omhoog te springen, het gaat erom dat je de grenzen opzoekt en het blijft proberen. Probeer van elke oefening tussen de zes en tien pogingen te doen.

WALL WALKERS

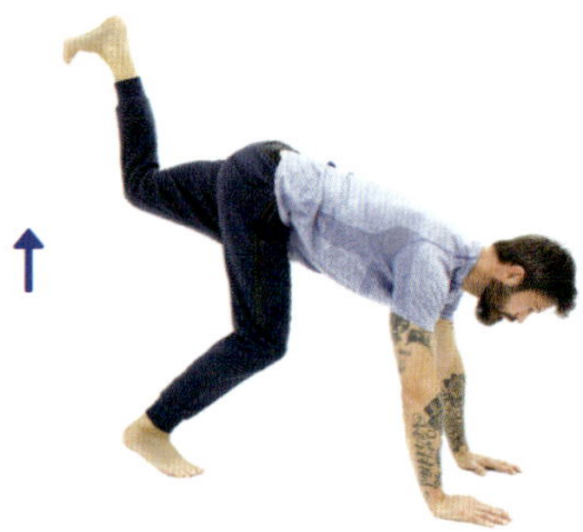

STAP 1

Plaats je voeten tegen de muur achter je.

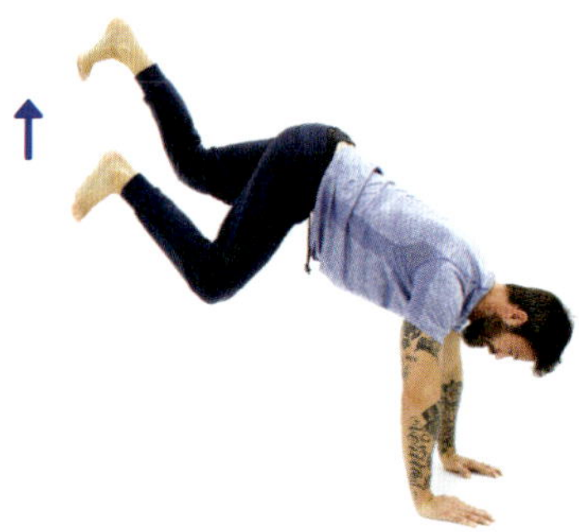

STAP 2

Loop met je voeten tegen de muur op en met je handen stapje voor stapje dichter naar de muur.

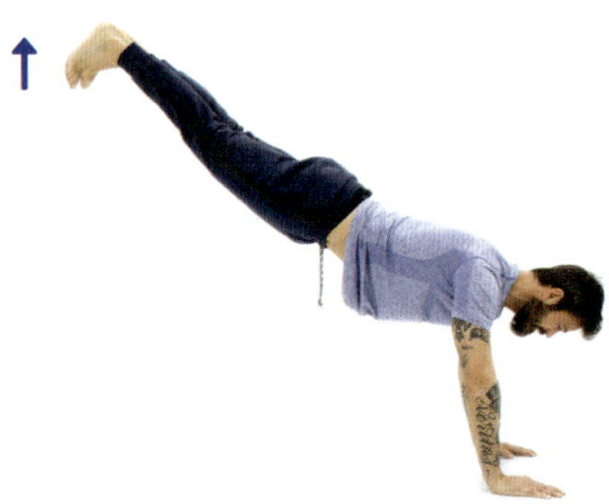

STAP 3

Loop steeds verder omhoog. Span je buik goed aan.

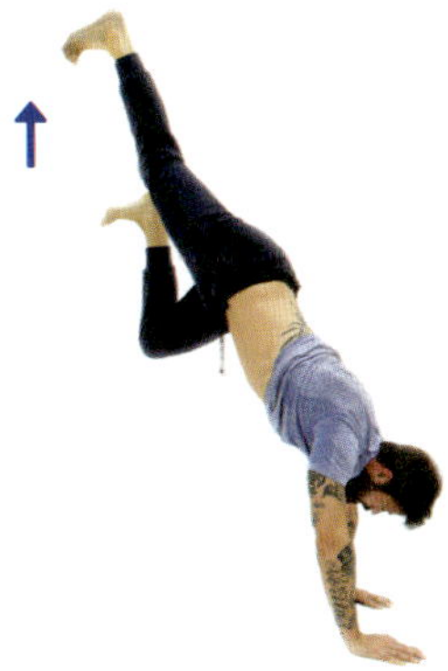

STAP 4

Houd je lichaam zo recht mogelijk.
Deze oefening is perfect voor je core!

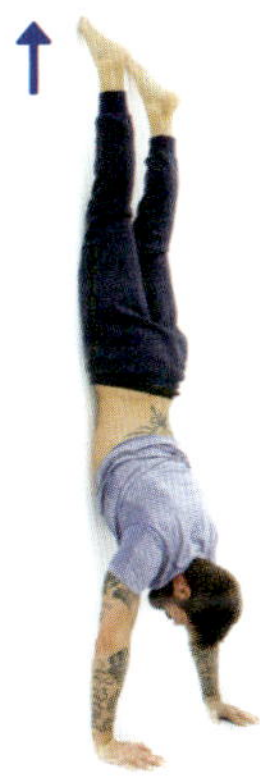

STAP 5

Kruip zo dicht mogelijk tegen de muur aan.
LET OP Tenen omhoog!

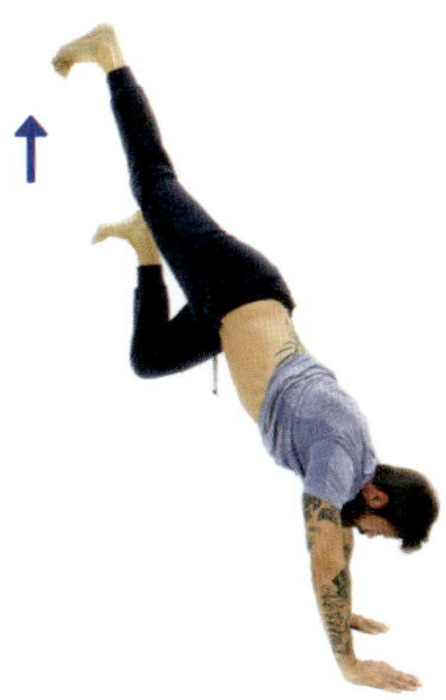

STAP 6

En loop stapje voor stapje weer terug naar beneden en naar voren. Doe het beheerst, laat je voeten niet naar beneden glijden.

HANDSTAND TEGEN DE MUUR

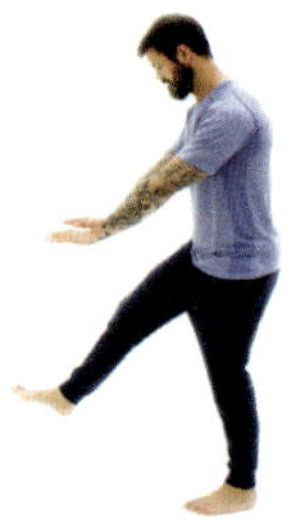

STAP 1

Ga niet te ver van de muur afstaan.

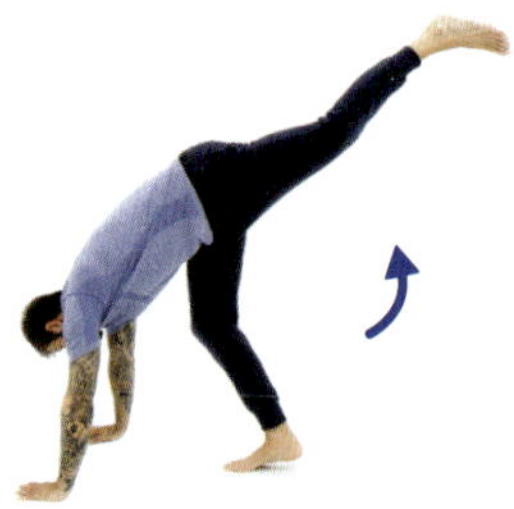

STAP 2

Plaats je handen dicht bij de muur.

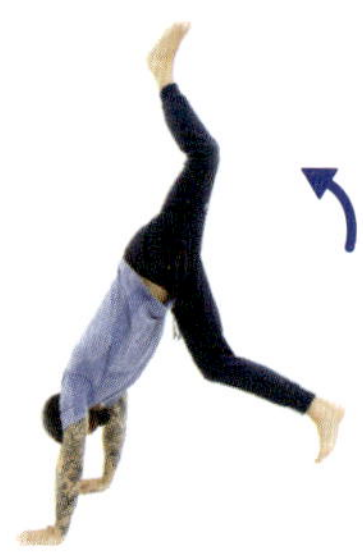

STAP 3

Gooi je benen omhoog, tegen de muur aan.

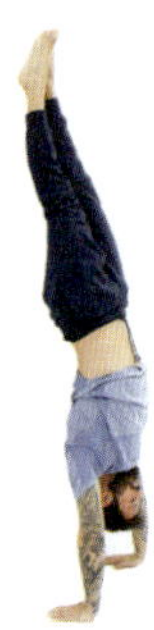

STAP 4

Maak je lichaam zo recht mogelijk, tenen omhoog, armen recht en probeer goed 'naar voren' te kijken.

HANDSTAND

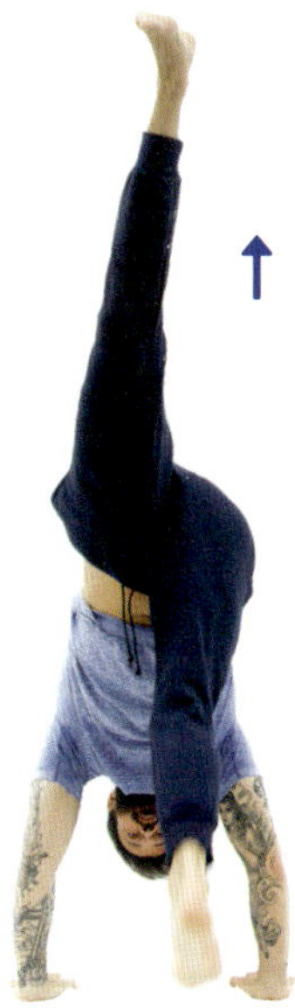

STAP 1

Plaats je handen, ongeveer zo wijd als je schouders, op de grond met zogenaamde pianovingers, een beetje ruimte tussen je vingers en de grond. Slinger je benen omhoog.

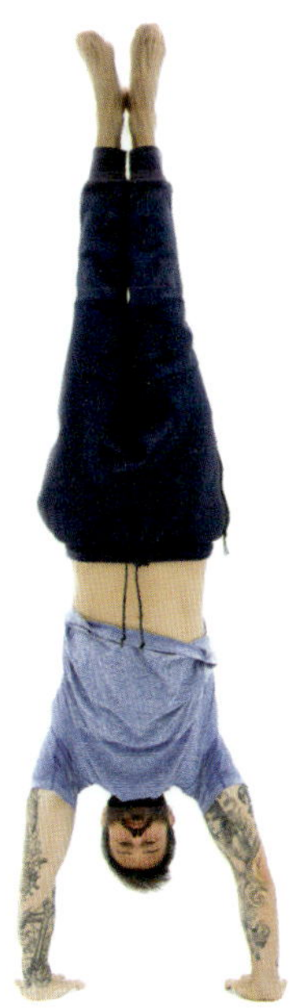

STAP 2

Span je billen en buik goed aan, houd je benen bij elkaar en probeer te blijven staan!

RADSLAG

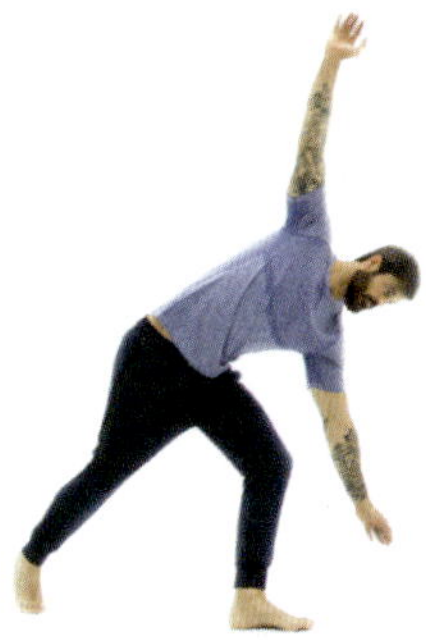

STAP 1

Mijn radslag is doorgaans een beetje slordig, maar het gaat erom dat je er plezier aan beleeft. Het hoeft niet perfect.

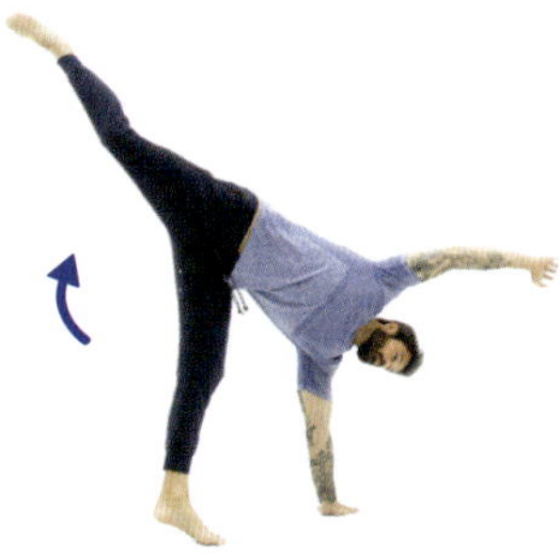

STAP 2

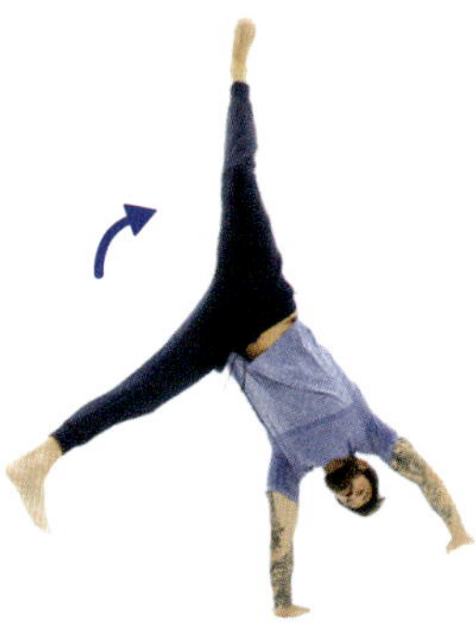

STAP 3

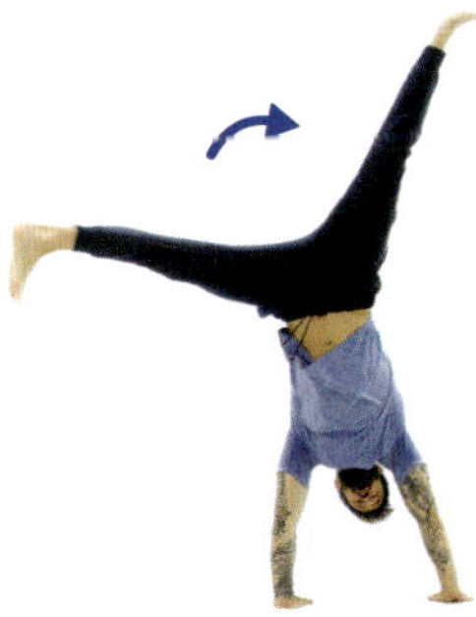

STAP 4

Probeer je lichaam goed te strekken: sterke core, lange benen en armen.

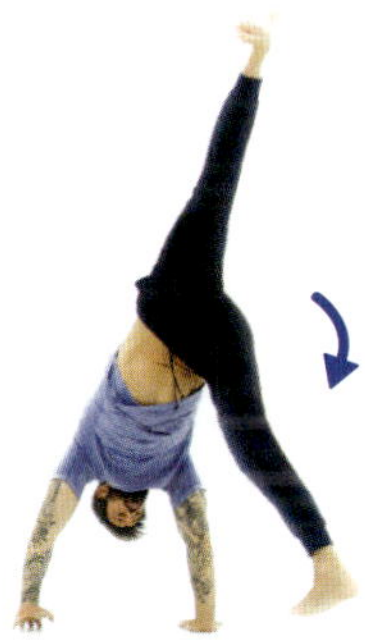

STAP 5

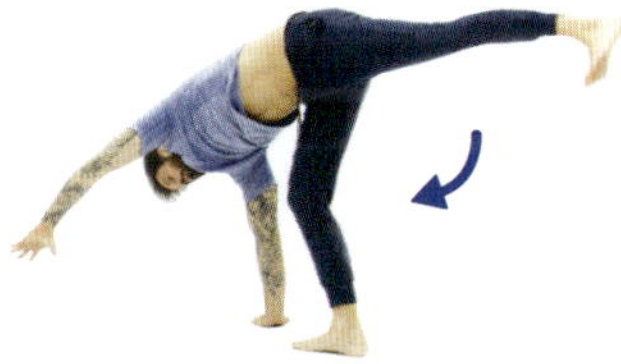

STAP 6

Als je de flow te pakken hebt, kun je er meteen een paar achter elkaar maken.

KNEES TO CHEST JUMPS

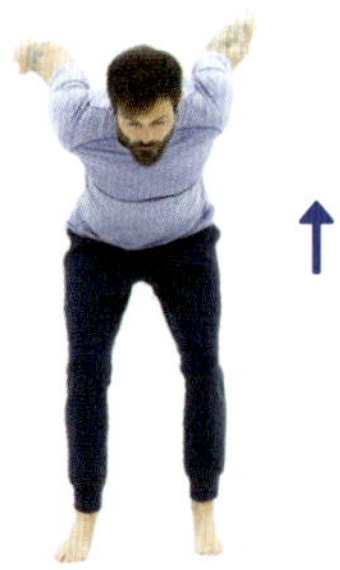

STAP 1

Het gaat om de explosiviteit, dus zet hard af.

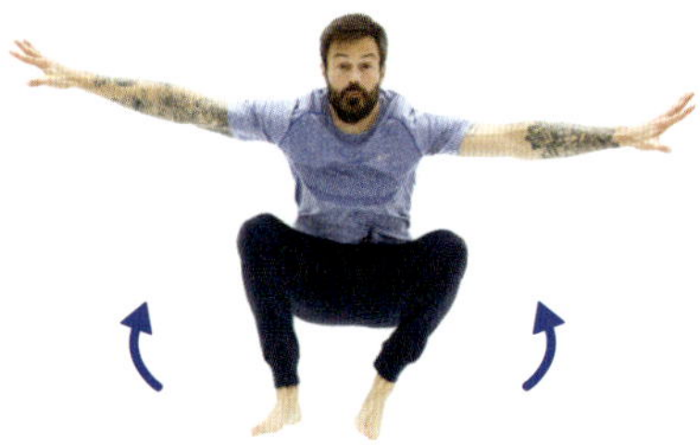

STAP 2

Deze oefening voel je vaak nog meer aan je buikspieren dan in je benen. Trek je knieën in een snelle beweging omhoog, richting je borst. Maar houd je rug recht!

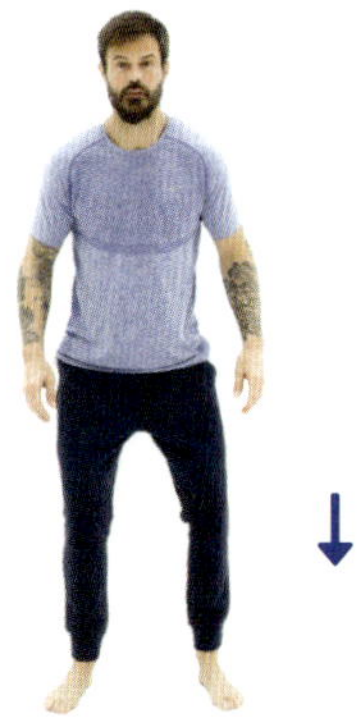

STAP 3

Buig je knieën wanneer je landt, en probeer er direct nog eentje te doen.

TIP

Als je toch wilt trainen de dag nadat je bent uit geweest, doe het dan rustig aan. Ga lekker een halfuurtje op de fiets zitten en pak niet te veel gewicht.

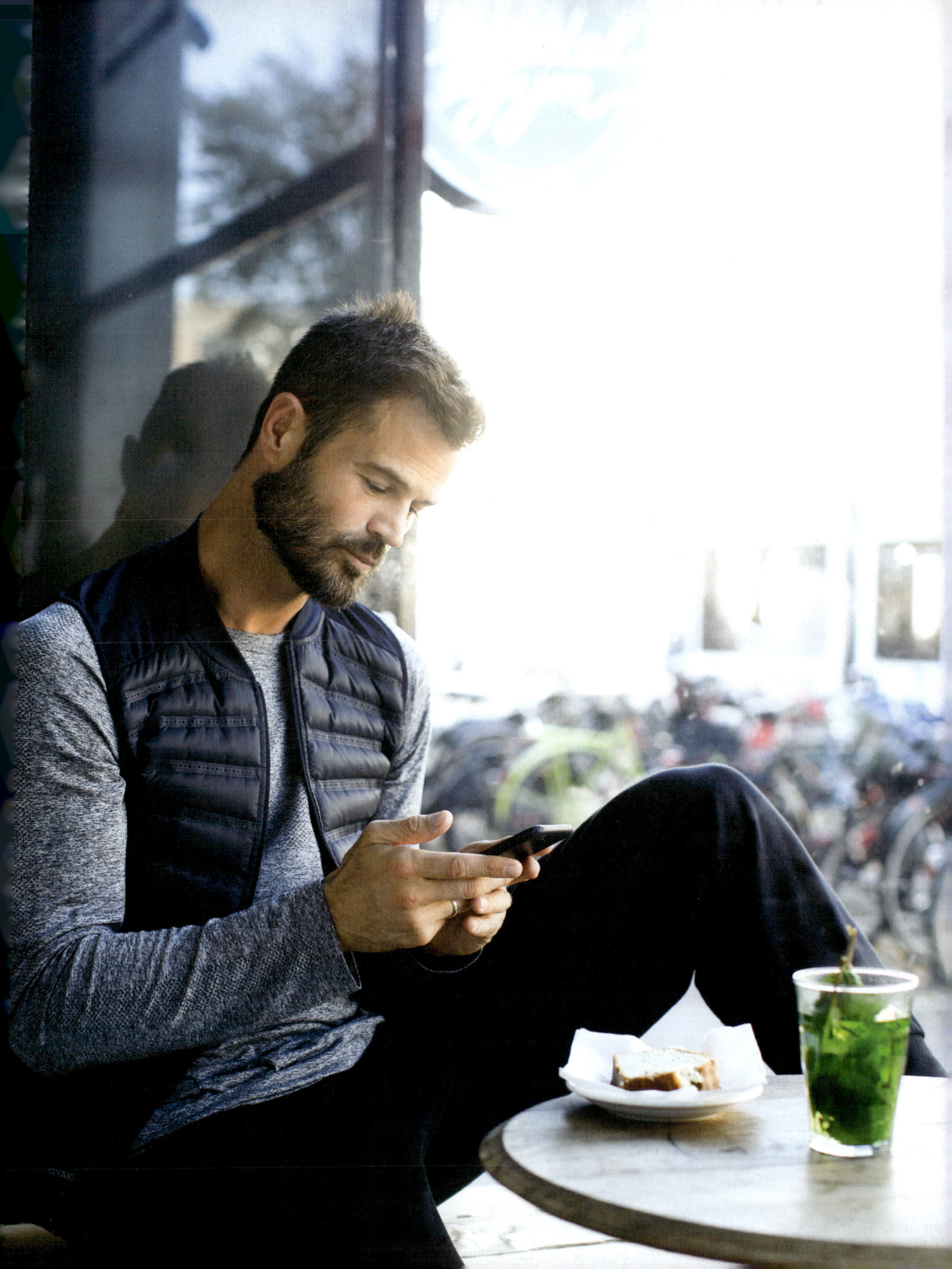

3

TIJD

Naar de gym, een uur trainen, douchen, weer naar huis of naar je werk: het hele trainingsritueel kost je al snel een uur of twee. Als je een druk leven leidt en voor je gevoel al continu tijd tekortkomt, lijkt het soms onmogelijk om tijd voor bewegen te maken. Zeker op momenten van stress schieten trainen en de tijd nemen om gezond te eten er gemakkelijk bij in.

Maar zeg eens eerlijk, heb je werkelijk geen tijd? Als je acht uur slaapt en acht uur werkt, blijven er nog acht uur over, toch?

Het panel

'VOOR SPORTEN HEB IK GEWOON GEEN TIJD. WERK, VRIENDEN, FAMILIE, SLAAP: MIJN DAGEN ZITTEN AL VOL!'

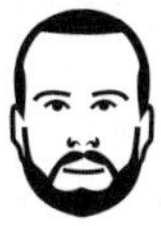

MIKE

'Wat zijn enkele uurtjes in de week? Wat is één uur op vierentwintig? Sta iets eerder op of ga wat later slapen. Ruil je tijd op sociale media in voor echte tijd voor jezelf. Er is altijd wel een moment dat je iets actiefs kunt doen. Geen betere investering dan een investering in jezelf!'

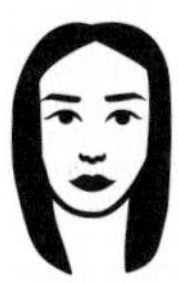

FRANZISKA

'Het is heel belangrijk om je dag vooruit te plannen. Waar ligt je prioriteit in de komende week of dag? Hoeveel tijd zou je op een dag aan training kunnen besteden? Een halfuur, een uur, twee uur? Als je dat op een rijtje hebt, is het makkelijker om realistisch te zijn en je plan te volgen.'

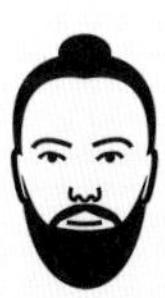

MARVIN

'Het probleem zit vaak niet in geen tijd hebben, maar in een gebrek aan kennis van de mogelijkheden. Er zijn zoveel verschillende sportdisciplines en tijden waarop je kunt trainen. Het is simpelweg een kwestie van de juiste aansluiting vinden.'

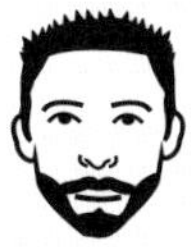

SEFTON

'Dat 's avonds trainen – na werk, boodschappen en eten – soms lastig is, kan ik begrijpen. Dit gaat simpel klinken, maar tegen klanten zeg ik dan: doe het 's ochtends. Dan heb je het vast maar gedaan en hoef je overdag niet met de gedachte rond te lopen dat je 's avonds ook nog moet sporten.'

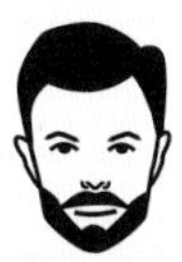

ARIE

'Dit is het enige excuus waarvan ik durf te zeggen dat het in honderd procent van de gevallen onzin is. Zelfs als je werkdagen maakt van achttien uur en thuis een roedel kinderen hebt zitten, kun je ervoor zorgen dat je ergens op die dag een halfuurtje beweegt, de fiets neemt, de trap, of met je kinderen stoeit.'

TIPS

Breng het aantal uren in kaart dat je turend naar een scherm doorbrengt. Televisie, iPad, telefoon, laptop. Daar zul je van schrikken. Maar je ziet ook direct dat je best een van die uren op kunt offeren voor je gezondheid.

Bewegen is altijd beter dan niet bewegen. Lukt het je niet om tijd te vinden voor de gym of je sportclub, zorg dan dat je in ieder geval een halfuurtje iets anders doet. Traplopen, fietsen, push-ups, squats... gewoon thuis. Daar krijg je al energie van, en dan voorkom je die neerwaartse spiraal.

Spreek met jezelf af dat je tijdens een drukke dag, zonder veel beweging, in ieder geval geen rotzooi eet.

'Het komt natuurlijk ook voor dat je etmaal daadwerkelijk bomvol zit. Juist op zulke dagen is wat beweging cruciaal. Als stressontlading en om los te komen van de verkramping die een drukke dag kan veroorzaken. Maar hoe doe je dat? Of hoe voorkom je dat je je beweging ergens in twintig vrije minuutjes moet proppen?'

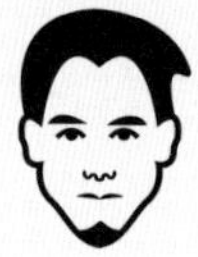

JAY

'Move! Je kunt zoveel doen in 20 minuten. Mensen zijn vaak niet creatief genoeg en weten niet wat ze kunnen doen in een korter tijdbestek. Wacht vooral niet op het moment dat je tijd hebt om de hele training te doen. Doe wat je kunt. Een paar squats, wat push-ups, een eindje lopen aan het eind van de dag.'

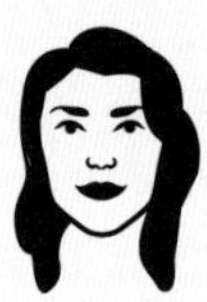

VALENTINE

'Er is altijd tijd! Het hangt af van jouw prioriteiten: hoe graag wil jij je doel behalen?'

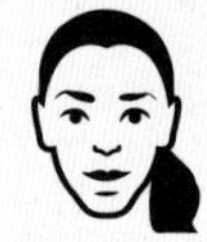

BRENDA

'Veel mensen zien sporten als extra. Maar als je het een vast onderdeel laat zijn van je dag, dan denk je er niet eens over na. Dan hoort het gewoon bij de dagelijkse routine.'

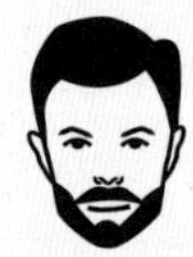

ARIE

'Wees creatief. Vraag jezelf niet of je wel tijd hebt om te sporten, maar vraag jezelf hoe belangrijk het voor je is. In elke dag zitten gaten en mogelijkheden. Zoek ze op, benut je tijd effectief. En onthoud dat in clichés vaak een kern van waarheid zit... tijd moet je maken!'

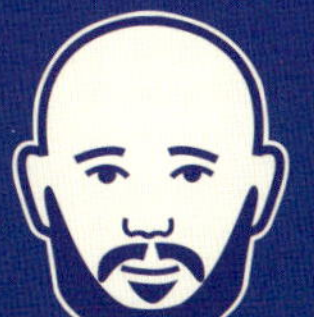

KLAAS

'In een halfuur kunnen veel mensen 5 kilometer hardlopen. Kun je nagaan! Sta een halfuur eerder op, trek je schoenen aan en ren een paar kilometer. Je bent alvast lekker buiten geweest, hebt aan je conditie gewerkt en krijgt er een bak energie voor terug.'

TIP

Zet al je trainingsmomenten in je agenda. Dan plan je minder makkelijk te veel andere dingen, en elke keer die training zien staan zorgt er ook voor dat je beweging als prioriteit gaat zien.

Persoonlijk verhaal

KATRIN (42)

'Of sport mij gelukkiger maakt? Jazeker! Het is wetenschappelijk bewezen dat door sport dopamine vrijkomt in de hersenen. Dat is een stof die een geluksgevoel geeft. *I'm a believer!*'

'In de weekenden hikes, elk jaar op skivakantie; ik ben opgegroeid in een actieve familie. Ook speelde ik volleybal en stond ik wekelijks op de turnmat. Maar tijdens mijn studententijd en het begin van mijn carrière kwam er meer afleiding en raakte ik uit mijn routine. Nou ja, uit mijn routine... Naar de sportschool gaan werd eerder uitzondering dan regel. Wel ging ik nog steeds op actieve vakanties: de Kilimanjaro beklimmen, snowboarden, surfen, maar pas toen ik tien jaar geleden bij Adidas ging werken, werd regelmatig sporten weer onderdeel van mijn dagelijks leven.

Als ik niet voor mijn werk op reis maar thuis in Amsterdam ben, probeer ik vijf of zes keer per week te trainen. Mijn activiteiten zijn een mix van Crossfit, zaktraining en yoga. Crossfit ontdekte ik in toen ik in de Verenigde Staten woonde en dat werd mijn "dagelijkse verslaving", maar nu probeer ik mijn schema te verdelen over cardio, krachttraining en flexibiliteit door een mix van Crossfit, boksen en yoga.

Tijd maken voor sport is uiteindelijk gewoon een kwestie van plannen. Ik zet mijn training in mijn agenda om mezelf eraan te herinneren dat het een prioriteit is. Het liefst train ik om 07.00 uur, zodat ik vol energie aan de dag begin en ik niet in de knoop kom met werk en vergaderingen. Mijn driejarige dochter neem ik dan mee. Ik prijs mezelf gelukkig dat zij zichzelf kan vermaken en het leuk vindt toe te kijken (meestal dan...). Het is nu ons ochtendritueel en ik ben dankbaar dat ik een manier heb gevonden om mijn prioriteiten in te plannen.

Het gebeurt natuurlijk wel eens dat het niet lukt om naar de gym te gaan, en dat kan best zo nu en dan. Pas als ik een paar trainingen op een rij mis, begin ik ervan te balen en krijg ik het gevoel dat ik mezelf teleurstel. En ik merk het, want ik voel me minder alert en uit balans, soms zelfs chagrijnig. Het zijn meer de consequenties van het niet sporten waar ik ongelukkig van word dan het niet sporten op zich.

Ik ben Duits van origine, dus je zou kunnen zeggen dat ik gedisciplineerd geboren ben, haha! Maar serieus, ik geloof wel dat sport een disciplinerende functie heeft en dat daarmee het mes aan twee kanten snijdt. Zelf heb ik discipline nodig om te zorgen dat ik mijn routine vasthoud, maar niet alleen dat, ook tijdens de training heb je het nodig om door te gaan en de grenzen van fysieke prestatie te verleggen.

We zijn geboren om te rennen, te springen en te bewegen, dus actief zijn is voor mensen van fundamenteel belang en heeft verschillende voordelen. Door de fysieke voordelen van kracht, uithoudingsvermogen en flexibiliteit voel ik me energieker. Mentale voordelen zijn dat ik alerter ben, minder gestrest en beter in staat om te ontspannen. Het is leuk om nieuwe skills en bewegingen te leren en als je die onder de knie krijgt, geeft dat zo'n voldaan gevoel. En dan is er nog het sociale aspect: door met een groep te trainen ontmoet ik nieuwe mensen, maak ik vrienden en het saamhorigheidsgevoel op zichzelf werkt al heel motiverend.'

TIP

Geen tijd om te trainen?
Stel als doel dat je verspreid over
de dag honderd squats doet,
honderd push-ups en steeds de
trap neemt.

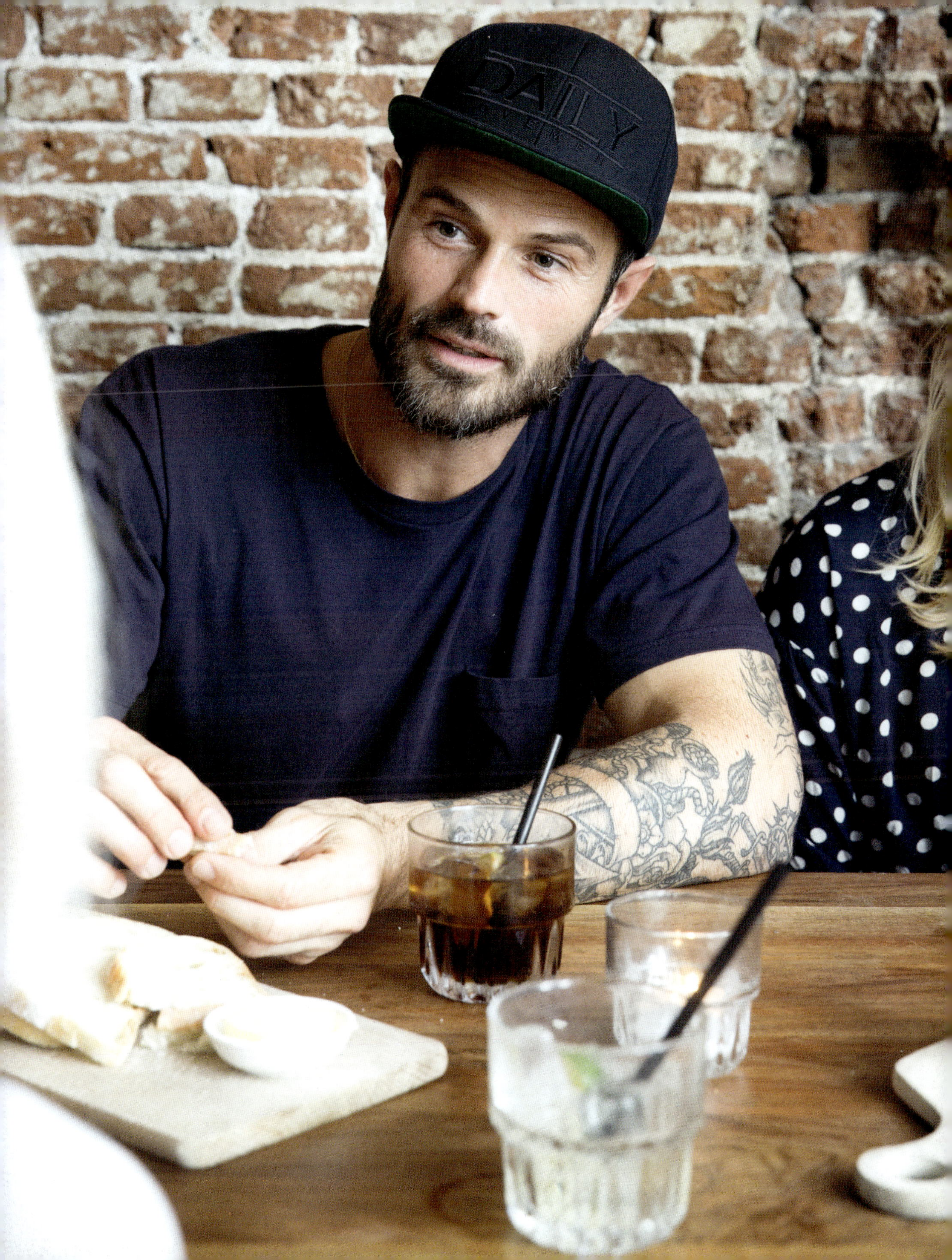
DAILY

EASY EIWITSHAKE MET KOKOS EN KANEEL

VOOR 2 GLAZEN

Ingrediënten

350 ml kokoswater
½ banaan
½ el eiwitpoeder
½ tl gemalen kaneel

Benodigdheden

blender, 2 glazen

Bereiding

1 Doe alle ingrediënten in een krachtige blender en meng tot de shake glad is.
2 Schenk in de glazen en drink direct op.

KOKOSWATER Kokoswater is hypotoon, net als water. Het bevat mineralen zoals kalium, calcium, magnesium, koper, natrium en er zit ook nog eens vitamine C in.

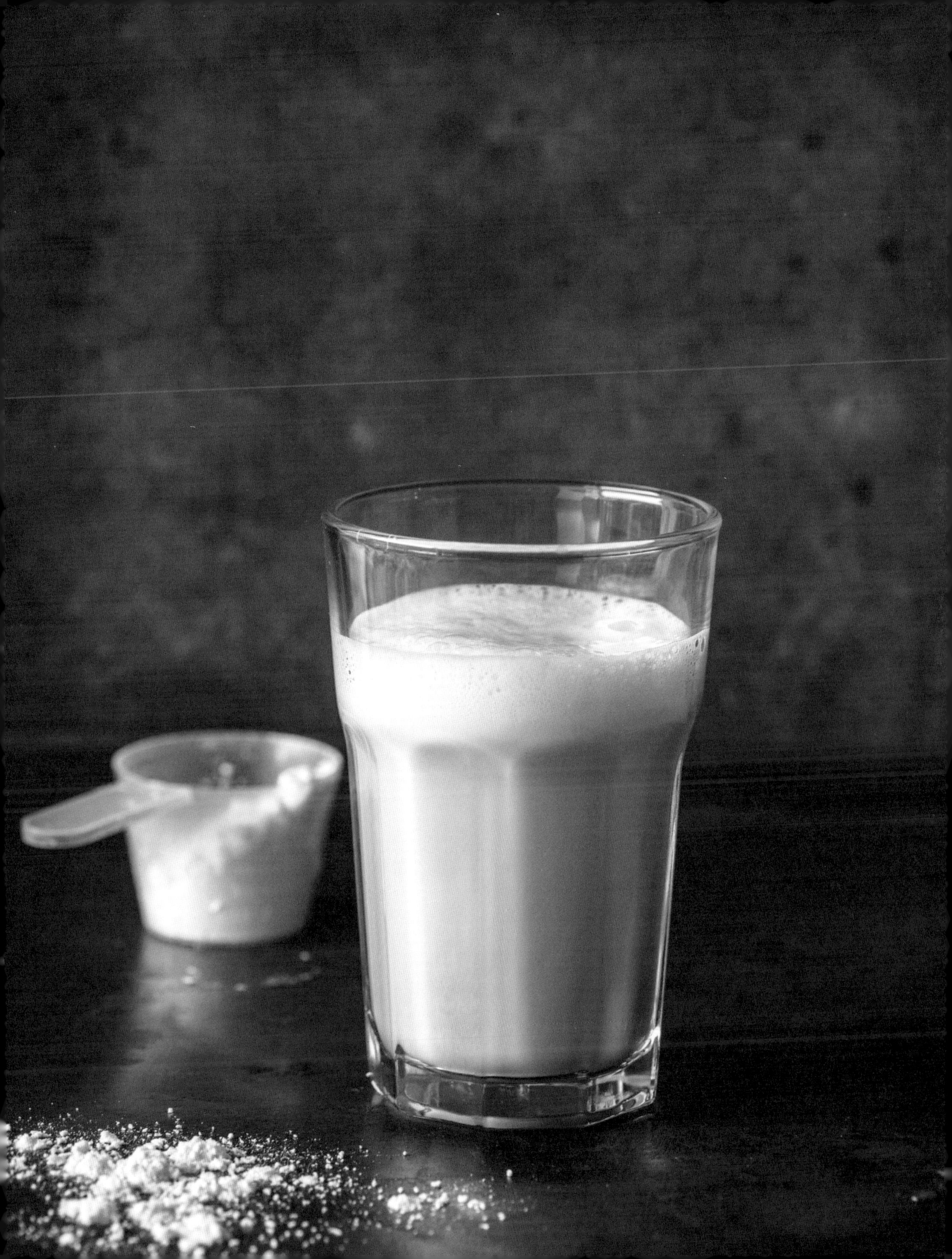

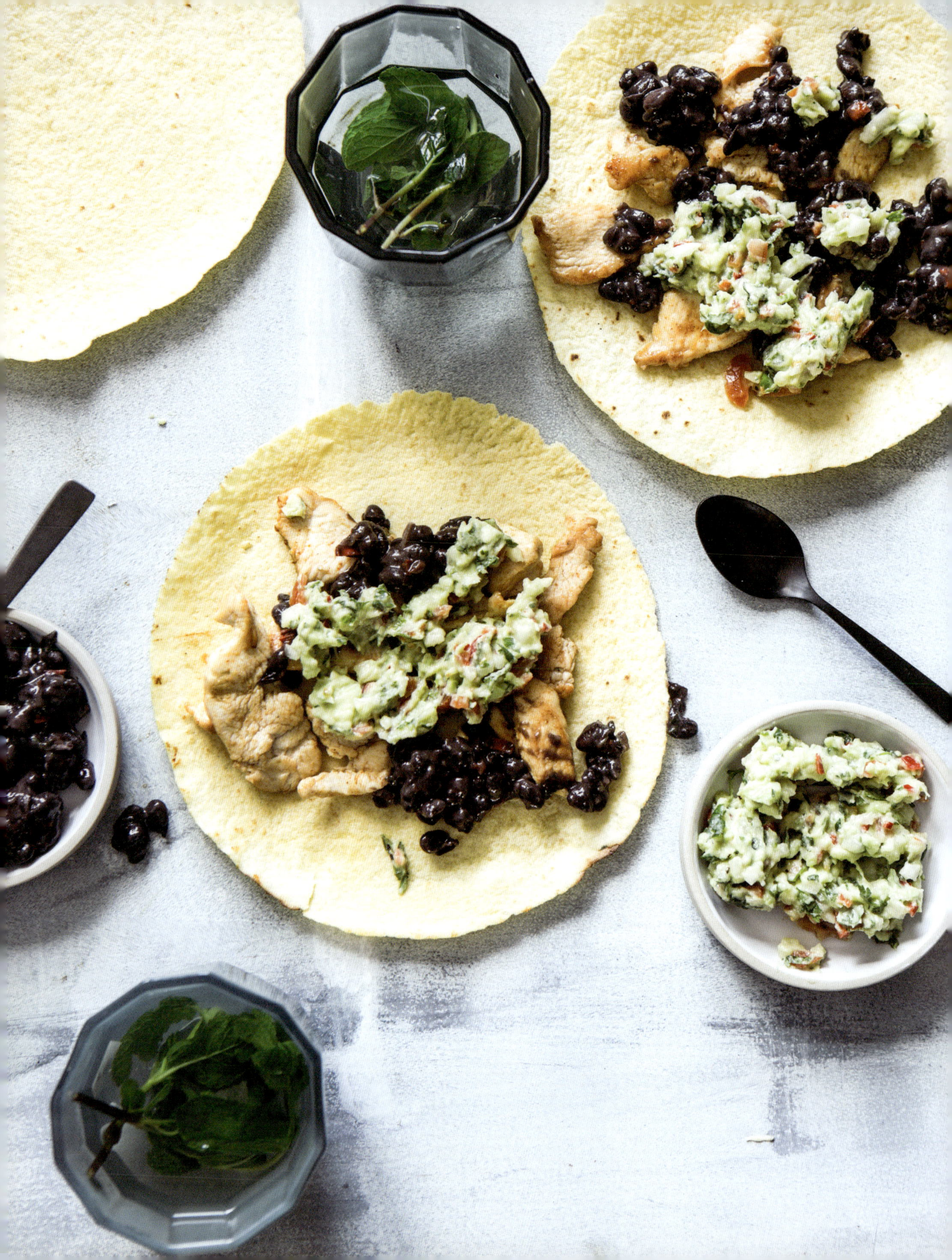

MAISTORTILLA'S MET KIPFILET EN PITTIGE SALSA

VOOR 2 PERSONEN

Ingrediënten

1 el olijfolie
300 g kipfilet, in stukjes
1 avocado
4 takjes verse koriander, fijngehakt
1 ui, gesnipperd
10 cherrytomaatjes, fijngesneden
½ chilipeper, fijngehakt
peper
1 snuf grof zeezout
zeste en sap van 1 limoen
4 maistortilla's

Benodigdheden

koekenpan, kom

Bereiding

1 Verhit de olijfolie in een koekenpan en bak de stukjes kipfilet in 6-8 minuten goudbruin en gaar.
2 Snijd ondertussen de avocado doormidden, verwijder de pit en haal het vruchtvlees eruit. Prak de avocado in een kom met een vork.
3 Meng voor de salsa de koriander, ui, cherrytomaatjes, chilipeper, peper en het zeezout samen met de avocado in de kom.
4 Voeg het limoensap naar smaak toe aan de salsa in de kom.
5 Verwarm de maistortilla's in een koekenpan. Serveer met de kip, salsa en een flinke schep zwartebonensaus (zie p. 131) met de limoenzeste.

GARNALEN Je kunt in plaats van kip ook grote roze garnalen gebruiken. Bak even kort (2 minuten), zo ben je nog sneller klaar.

COURGETTESPINAZIESOEP MET ZALM EN CITROEN

VOOR 2 GROTE KOMMEN

Het fijne aan deze soep is dat-ie in een handomdraai op tafel staat, handig als je weinig tijd hebt.

ingrediënten

1 el olijfolie
1 teen knoflook, fijngehakt
1 sjalot, gesnipperd
600 g courgette, in blokjes
600 ml water
½ aardappel, geschild en in kleine blokjes
zout en peper
100 g spinazie, gewassen
2 el kwark
100 g gerookte wilde zalm, in reepjes
2 takjes dille, grof gehakt
zeste van ½ citroen

Benodigdheden

kookpan met deksel, blender of staafmixer, 2 grote kommen

Bereiding

1 Verhit de olijfolie in een ruime kookpan op halfhoog vuur, voeg de knoflook en de sjalot toe en fruit 1 minuut.
2 Voeg de blokjes courgette toe en bak 4 minuten tot de courgette licht verkleurt.
3 Voeg het water, de aardappel, het zout en de peper toe. Breng het geheel aan de kook, leg het deksel op de pan en draai het vuur laag.
4 Kook ongeveer 8 minuten, controleer af en toe of de courgette gaar is. Wanneer de courgette nét gaar is, haal je de pan van het vuur.
5 Giet de soep in een blender, voeg de spinazie toe en pureer tot een gladde massa. Je kunt de soep ook met een staafmixer in de pan pureren.
6 Schenk de soep in de kommen. Voor een romige touch schep je in elke kom 1 eetlepel kwark. Verdeel de zalmreepjes en de dille over de soep en garneer met de citroenzeste.

GEROOKTE WILDE ZALM Zalm bevat veel gezonde omega 3-vetzuren, zeer krachtige ontstekingsremmende stoffen met een positieve werking op de geestelijke gezondheid en de vetverbranding. Daarnaast is zalm rijk aan proteïnen die zorgen voor de opbouw van spieren.

VARIATIE Deze soep is op een hete zomerdag koud ook heerlijk. Bereid de soep een paar uur van tevoren en zet in de koelkast om helemaal af te koelen. Serveer met de kwark, zalm, dille en citroenzeste.

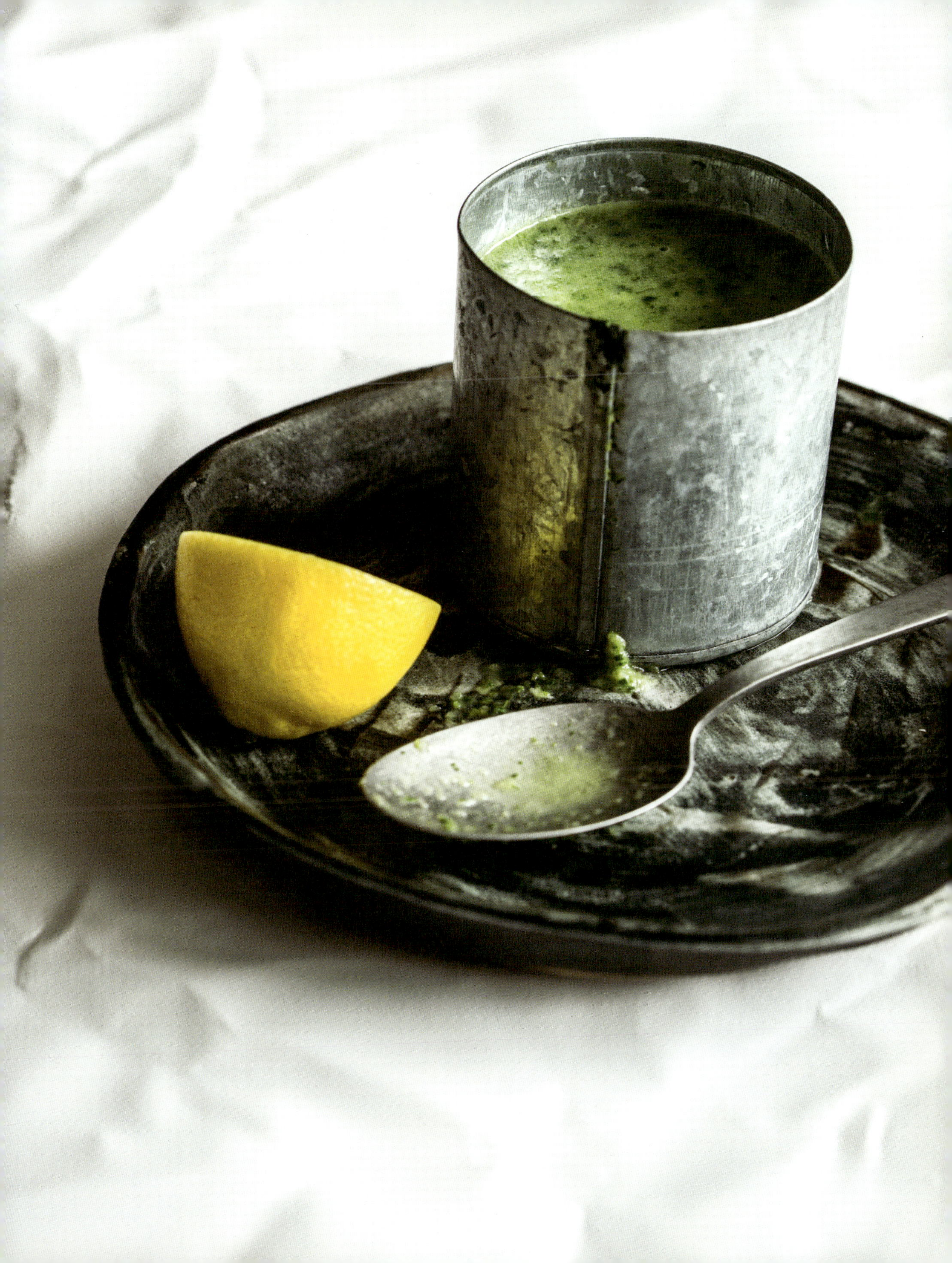

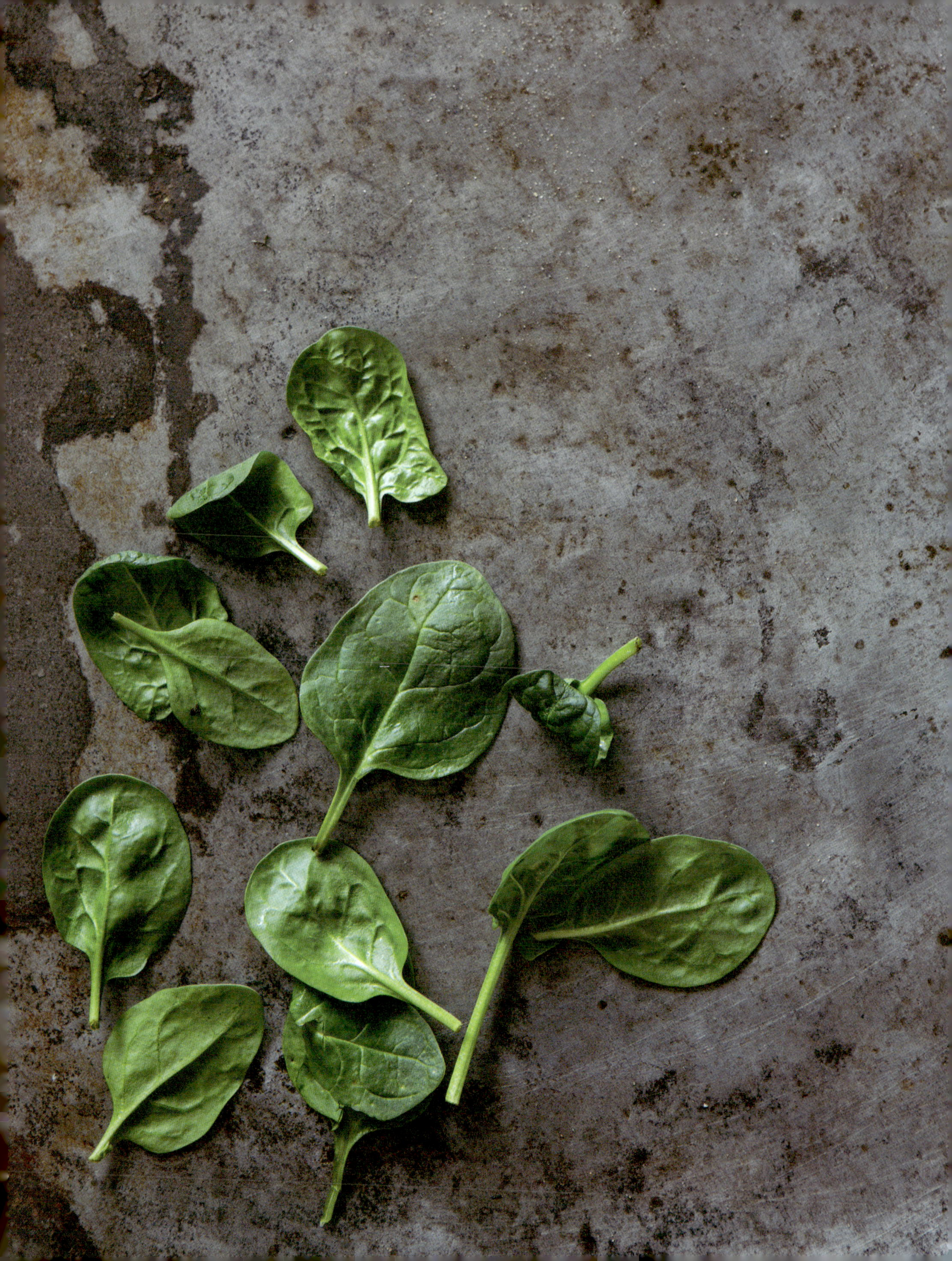

TIP

Tijd maken maakt tijd. Dat klinkt tegenstrijdig, maar het is eigenlijk heel simpel. Vaste momenten creëren structuur in je dag. Structuur zorgt voor ruimte. Ruimte geeft tijd.

BOBBY MAXIMUS PUSH-UP GRID

SCHEMA

push-ups 1x t/m maximum binnen mogelijke tijd
HERHAAL DEZE STAP 10 MAAL

Heb je echt geen tijd? En wees eerlijk, echt helemaal geen tijd hebben, komt niet zo heel vaak voor. Maar als het dan een keer gebeurt, kun je dit schema mee je dag in nemen. Het is bedacht door Robert McDonald van Gym Jones, bijnaam Bobby Maximus, en het helpt je een flink aantal oefeningen te doen, zonder dat je de gym bezoekt of je agenda aan moet passen. Je kunt de push-up in dit schema uiteraard vervangen door een burpee, squat of sit-up.

Teken een rooster met tien vakjes op een vel papier. Een zogenaamde grid. Elke keer dat je, gedurende je werkdag, een mogelijkheid ziet om even wat oefeningen te doen, grijp je je kans en doe je een setje push-ups. Tijdens de rookpauze van je collega's, in de eerste minuten van je lunchpauze, na een lange vergadering, als je in de file volkomen stilstaat en je veilig even uit kunt stappen, direct na thuiskomst, vlak voor het slapengaan... Elke keer dat je een set gedaan hebt, schrijf je het aantal op in een van de tien vakjes van je grid. Aan het einde van de dag heb je een paar honderd push-ups gedaan, zonder ook maar een voet in de gym te hebben gezet.

PUSH-UP

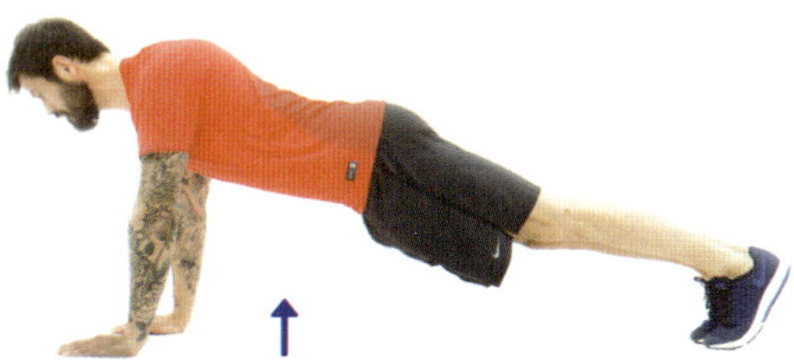

STAP 1

Plaats je handen, net iets wijder dan je schouders, op de grond, en strek je armen. Houd je lichaam recht als een plank.

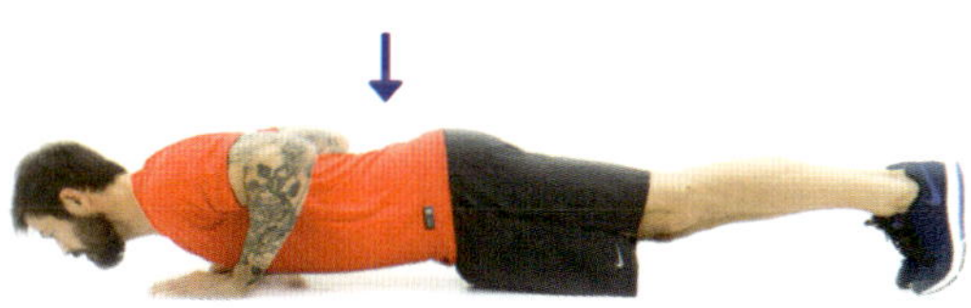

STAP 2
Breng je bovenlichaam naar de grond, zonder de rest van je lichaam te buigen. Nog altijd die plank dus. Ellebogen dicht tegen het lichaam.

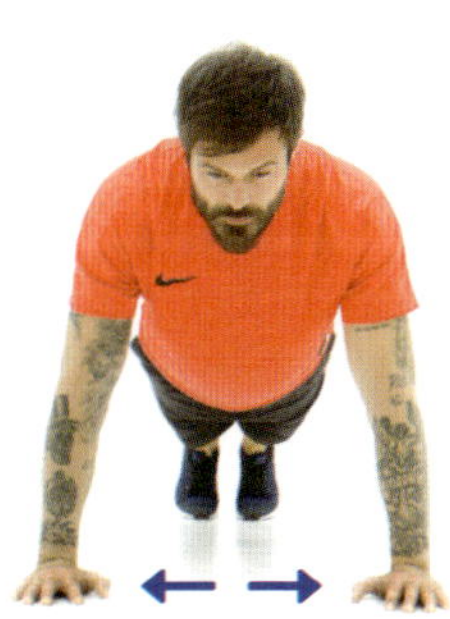

STAP 3

Druk je zelf weer omhoog tot je armen helemaal gestrekt zijn. Zorg dat je bij al je push-ups die lange, volledige beweging maakt.
TIP De handen staan net iets wijder dan je schouders.

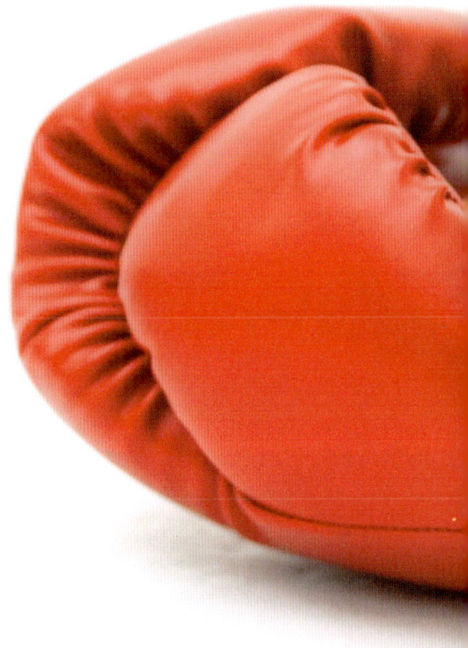

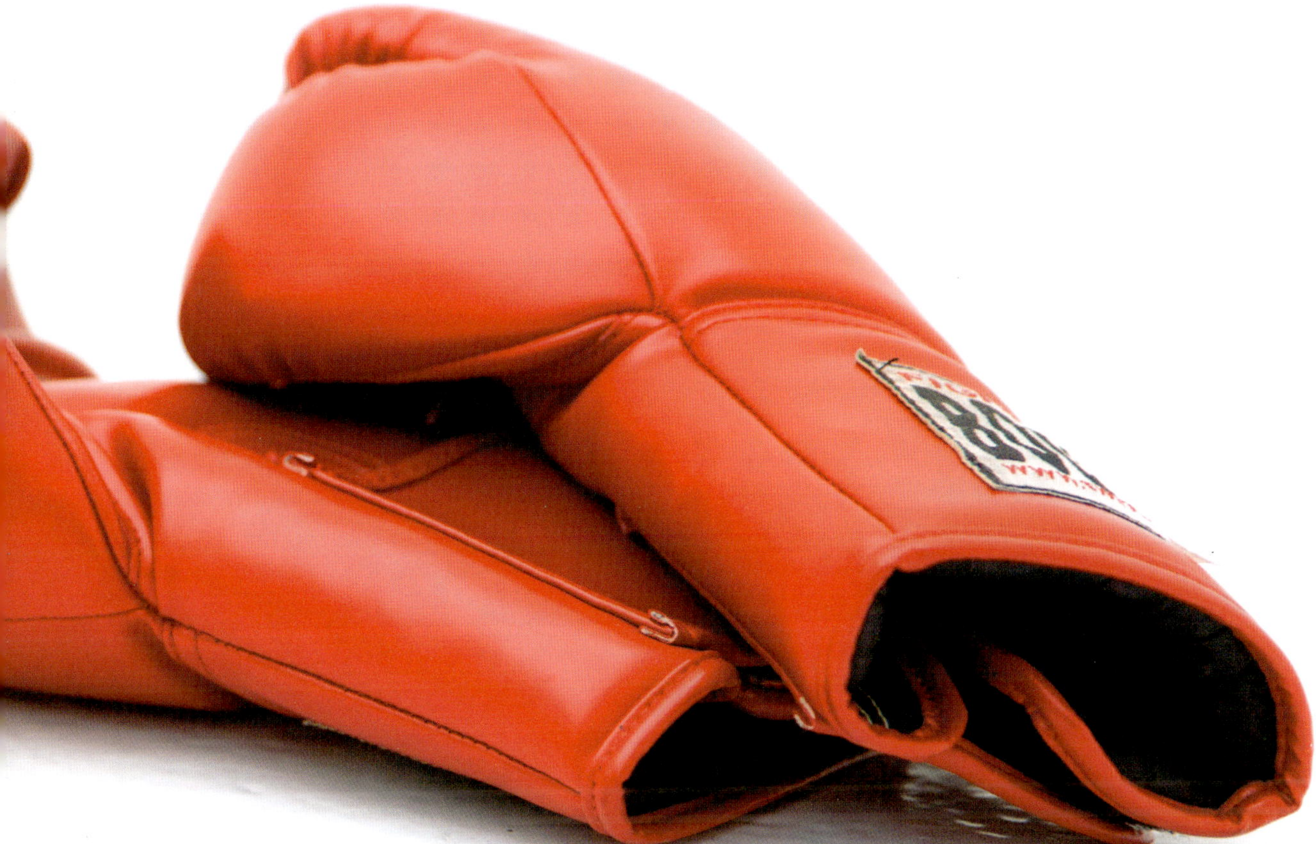

TIP

Maak een weekplanning.
Plan zo dat trainen niet zomaar een optie is, maar net zo'n vast onderdeel als werk of slaap.

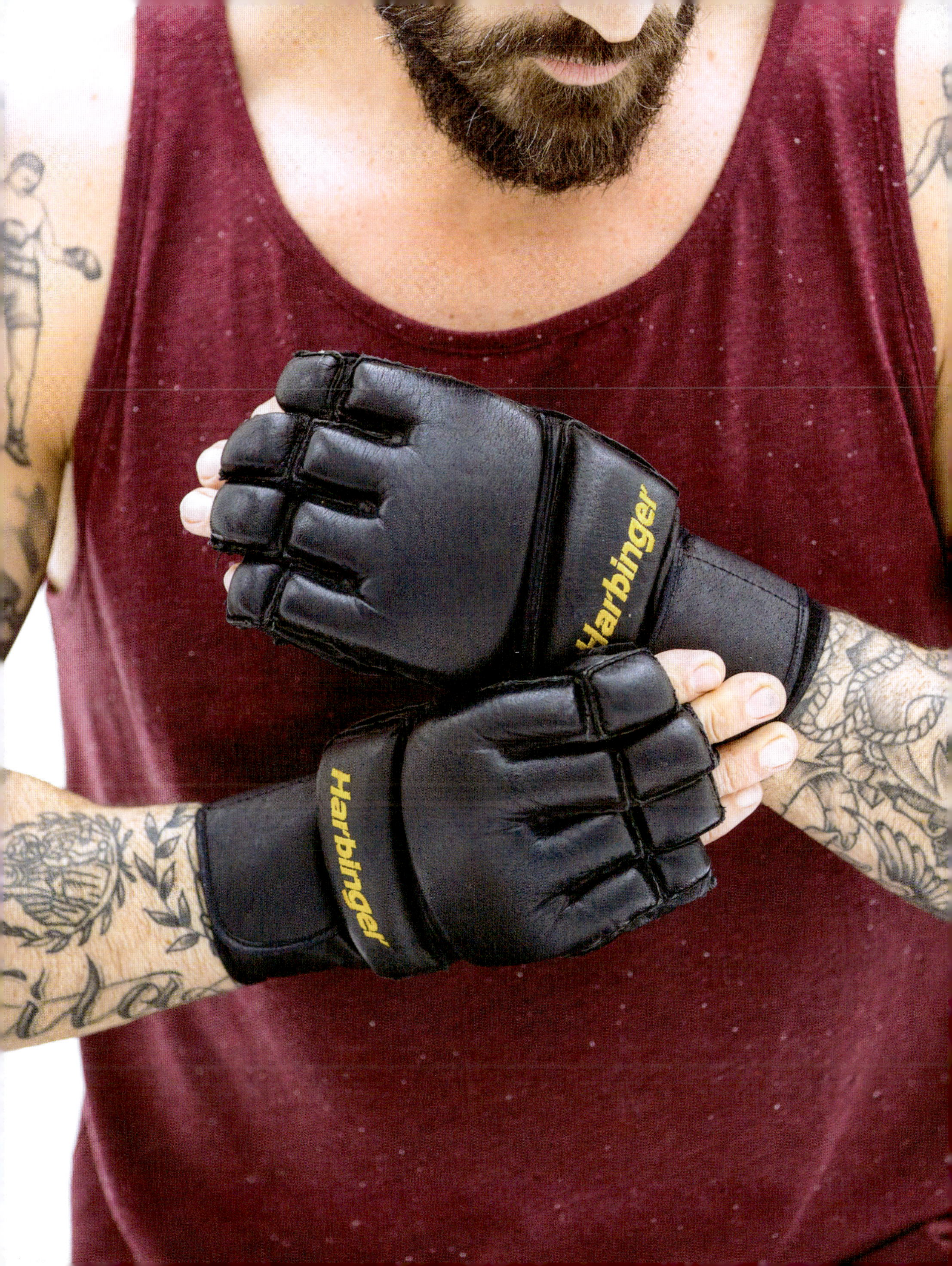
Harbinger
Harbinger

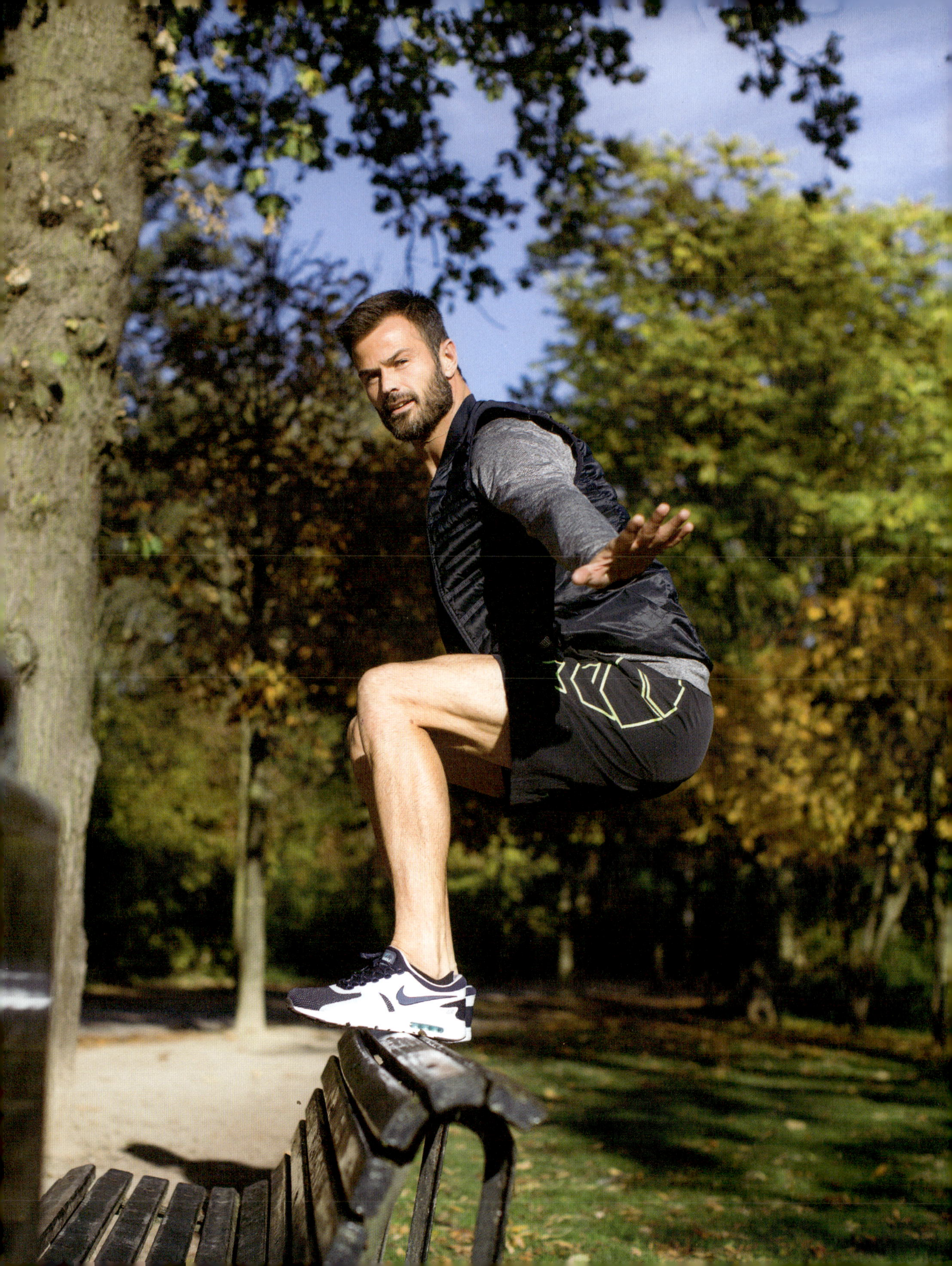

4

ENERGIE

Voor sommige schrijvers is dagelijks sporten een voorwaarde om goed te kunnen werken. Zo loopt de Japanse schrijver Haruki Murakami al decennia lang dagelijks 10 kilometer hard. Die routine vertaalt zich naar zijn productiviteit als schrijver. Hij krijgt er energie van. Ja, dat lees je goed. Actief bezig zijn geeft energie!

Maar dan is het 20.00 uur en je zit op de bank. Hele dag gewerkt, net gegeten. Nu nog gaan trainen? Alsjeblieft zeg, daar moet je toch niet aan denken? Waar haal je de energie vandaan? Veel mensen worden al moe van de gedachte dat ze na een lange dag nog naar buiten moeten, naar de gym of een eind hardlopen. En toch zijn er hele volksstammen die het wel doen. Hoe doen ze dat dan?

We vroegen de trainers of zij wel eens geen fut hebben en hoe zij daarmee omgaan.

Het panel

'ALS IK EINDELIJK THUIS BEN NA MIJN WERK EN NA HET ETEN OP DE BANK ZIT, HEB IK ECHT GEEN ENERGIE MEER OM TE SPORTEN.'

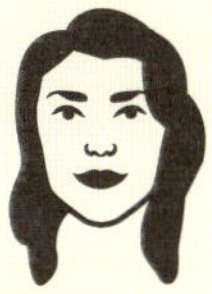

VALENTINE

'Soms heb ik momenten dat ik te moe ben om nog iets te doen. Als dat zo is, sla ik misschien eens een training over. Als het stiekem "geen zin" is, dan geef ik daar niet aan toe. Als je net begint met trainen, is het makkelijk om geen energie te verwarren met geen zin hebben. Je moet leren luisteren naar je lichaam. Dat kan, behalve met training, ook met yoga of meditatie. Daarmee leer je bewuster te zijn van wat je denkt en voelt.'

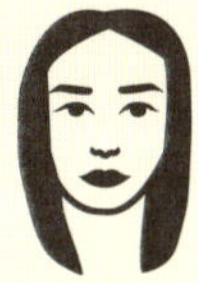

FRANZISKA

'Zeker. Hoe meer ervaring je hebt, hoe beter je het aanvoelt. Gaandeweg leer je beter onderscheiden waarom je geen energie hebt. Ligt het aan je levensstijl? Voeding? Je trainingsprogramma? Het is belangrijk dat je ontdekt wat de oorzaak is van je energiegebrek. Hoe meer je met je lichaam werkt, hoe beter je het leert kennen en hoe beter je obstakels zoals gebrek aan energie leert te overwinnen.'

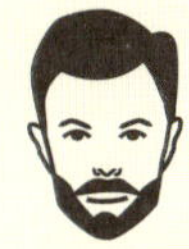

ARIE

'Natuurlijk. Er zijn zoveel factoren die ervoor kunnen zorgen dat je geen of minder energie hebt. Gebroken nachten, stress, een paar slechte maaltijden, zorgen in je leven, dat beurse gevoel dat je soms hebt na een flinke reeks zware trainingsdagen... op die momenten moet je luisteren naar je lichaam. En vooral het verschil leren aanvoelen tussen een gebrek aan energie en geen zin. Als ik zeker weet dat het 't eerste is, doordat ik het meer aan mijn spieren en gewrichten voel dan in mijn hoofd, geef ik eraan toe en plan ik een hersteldag, of eerlijk gezegd zelfs een verwendag. Lezen op de bank, goed eten, misschien even naar een sauna of zonnebank. Maar vooral... goede nachtrust pakken.'

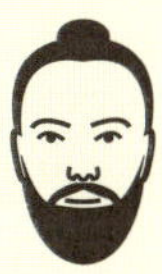

MARVIN

'Het komt regelmatig voor dat ik minder fut heb. Je hebt maar één tank energie per dag. Gedurende de dag is het moeilijk om die aan te vullen. We leven in een maatschappij waarin veel van je wordt gevraagd. Als je steeds 's avonds geen energie hebt, verplaats je training dan naar eerder op de dag. Zie gebrek aan energie als een cirkel die moet worden doorbroken.'

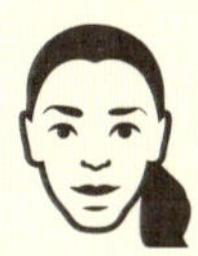

BRENDA

'Ik weet van tevoren wanneer ik een dag niks ga doen en dan ga ik ook echt onderuit op de bank. Af en toe heel lekker, maar meestal wil ik bewegen, bewegen, bewegen. Dan voel ik mij energieker. Ik krijg juist meer energie van trainen.

'Iedereen voelt zich weleens futloos. Het is moeilijk om jezelf op zo'n moment te motiveren om tóch te gaan trainen. Voorkomen dat je op dat punt belandt, scheelt een heleboel. Hoe krijg je het voor elkaar om zo veel energie "in je tank" te houden dat je voorkomt dat je uitgeblust aan de bank blijft plakken?' ▶

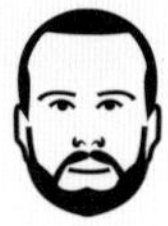

MIKE

'Voeding is een belangrijke component. Je hebt een bepaald aantal calorieën nodig om te kunnen bewegen. Zorg dat je iedere twee tot drie uur iets goeds binnenkrijgt: een stuk fruit, een portie groente, vleeswaren, noten, zuivel of brood. Zo voorkom je dat je maaltijden overslaat en dat aan het eind van de dag gaat compenseren met een extreme hoeveelheid calorieën. Als je gedurende de dag kleine porties eet, merk je dat je verspreid over de dag genoeg energie hebt.'

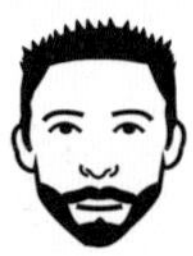

SEFTON

'Vaak als mensen zeggen dat ze geen energie hebben om naar de gym te gaan, om te gaan sporten, is het werkelijke probleem dat ze het geen onderdeel van hun leven hebben gemaakt. Het is geen gewoonte en daarmee een obstakel dat overwonnen moet worden. Het gaat niet om energie hebben of niet, maar het gaat erom of je het onderdeel van je leven hebt gemaakt.'

KLAAS

'Train 's ochtends. Sta op, steek je kop onder de kraan, eet iets lichts, drink een paar glazen water en ga! Tegen de tijd dat je in de sportschool bent, ben je klaarwakker en *ready to go*. Of ga hardlopen, dan zie je een groot deel van het jaar de zon opkomen. Weet je hoeveel energie je daarvan krijgt? 's Ochtends sporten is jezelf een groot cadeau geven. Je hebt er de hele dag plezier en energie van.'

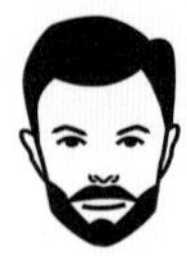

ARIE

'Plan je afspraken op verschillende locaties, zodat je steeds even moet fietsen of lopen. En zelf zweer ik bij noten. Ik heb ze altijd bij me, voor de momenten tussen maaltijden. Zo voorkom ik de beruchte dip na het eten, en houd ik een mooi gelijkmatige energie.'

TIPS

Neem gezonde tussendoortjes mee, zoals fruit en noten, zodat je niet hoeft te snacken bij een benzinestation.

Probeer niet in een keer alles te veranderen. Begin met kleine, haalbare dingen: één in plaats van twee lepeltjes suiker in je koffie.

Drink minder koffie. Of noteer eens op welke momenten je er behoefte aan hebt. Is dat vooral om jezelf een boost te geven, probeer het dan eens een paar weken zonder koffie. Haal energie uit je eten, en je nachtrust, in plaats van aanjagers als cafeïne en pre-work-out supplementen.

Zorg voor een plan B; iets wat je kunt doen als je niet veel energie hebt.

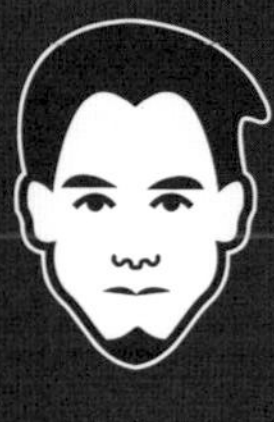

JAY

'Plan een halfuur tussen afspraken, zodat je een stukje kunt lopen of een paar squats kunt doen. Kies voor cafés en restaurants met gezonde opties op het menu. Leg wat appels en bananen in je auto in plaats van een zak drop. En onthoud: ook een klein beetje bewegen helpt mee. Als ik mijn work-out niet kan doen dan baal ik, maar als ik toch een beetje heb bewogen, denk ik: ik doe wat ik kan.'

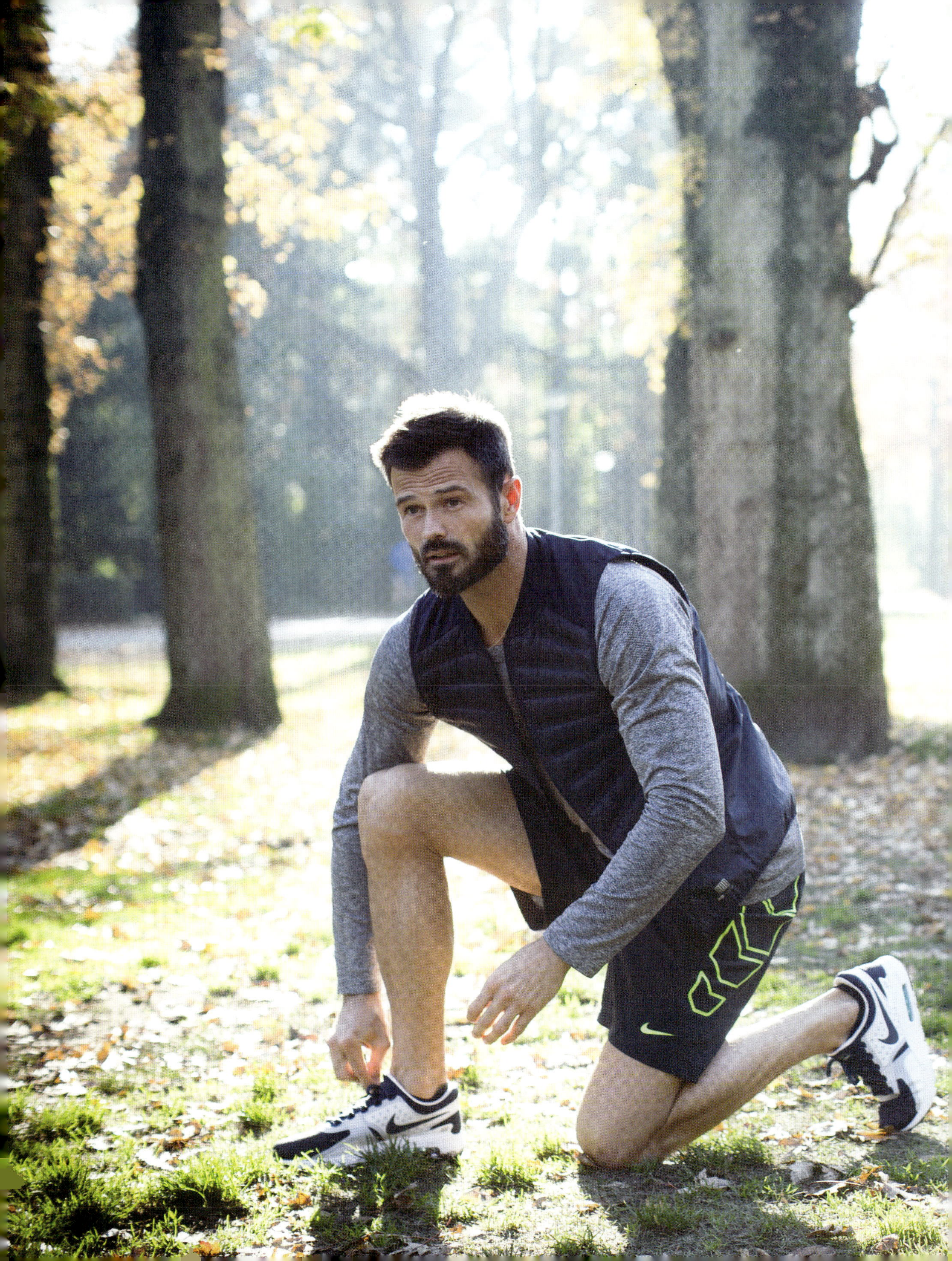

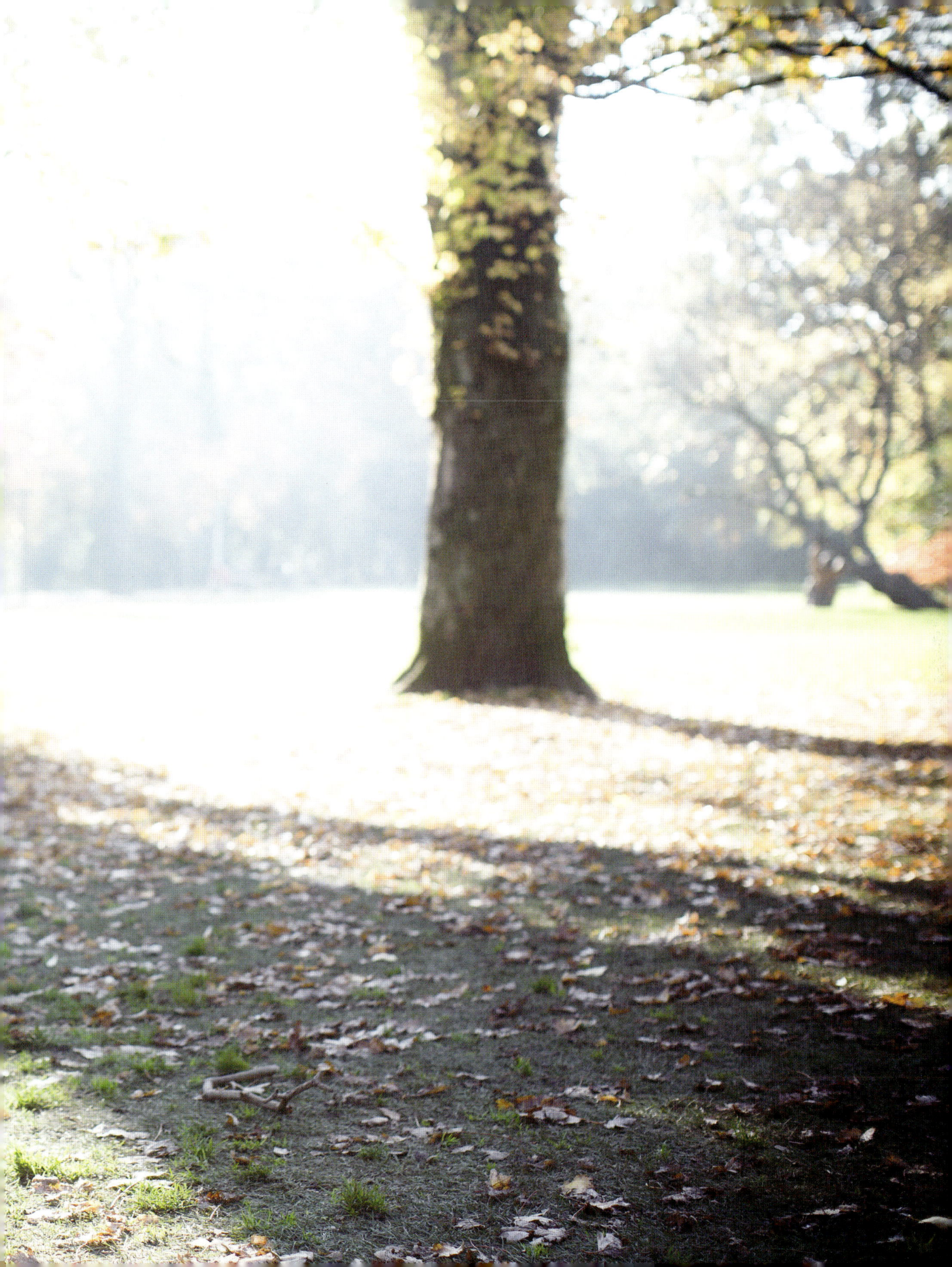

Persoonlijk verhaal

BERTHE (35)

'Ik boks, Crossfit, loop hard en beleef daar heel veel plezier aan. Als ik 's ochtends heb gesport, heb ik zo'n veel betere dag!'

'In het ziekenhuis lag ik op een kamer met drie mensen van in de zeventig die stuk voor stuk een beroerte hadden gehad. Ik was herstellende van een hersenbloeding. Daar en op dat moment besloot ik dat ik er alles aan zou gaan doen om gezond oud te worden.

De artsen wisten in eerste instantie niet wat de hersenbloeding had veroorzaakt en adviseerden daarom niet meer aan hot yoga te doen, lichte beweging was wel toegestaan. Het duurde een halfjaar voordat ze erachter kwamen dat mijn hersenbloeding het gevolg was van een aangeboren afwijking.

Doordat ik mijn ruimtelijk inzicht deels was verloren, werd ik onzeker in alles wat ik deed. Hardlopen heb ik een hele tijd niet gedurfd. Voorzichtig begon ik weer yogalessen te volgen. Dat bleek heel goed voor het herstel en om mijn lichaam opnieuw te leren vertrouwen. Ook op het mentale vlak. Met mijn bewegingsapparaat was niks mis, maar in de connectie tussen geest en lichaam zat een soort beschadiging. Ik dacht altijd dat alleen oudere mensen een beroerte konden krijgen, en vooral zij die een leven lang hadden gerookt en gedronken. Ik voelde me verraden door mijn lichaam; ik werkte wellicht wat te hard maar leefde verder hartstikke gezond.

Het herstelproces duurde ongeveer een halfjaar. Het was een soort besluit dat ik toen nam: nu ben ik weer oké. Mijn werk heb ik rustig opgebouwd, dat moest ook wel want ik had nog weinig energie. Ik merkte wel dat ik door bewegen en sporten meer energie kreeg. Vanaf dat moment ben ik gaan kijken naar waar ik meer energie van kreeg en wat juist averechts werkte. Ik leerde bewust naar de signalen van mijn lichaam te luisteren.

Mijn hersenbloeding was niet te voorkomen, maar veel kwalen en ziektes zijn dat wel. Inmiddels ben ik helemaal beter. Ik heb ongelooflijk veel geluk gehad. De meeste mensen houden er wel iets aan over. Nu sport ik gemiddeld vier keer in de week en met plezier.'

TIP

Stel een concreet doel.
Als je doel is “gezond worden” is het lastiger om ’s avonds nog te gaan trainen dan voor “ik wil over drie maanden 5 kilometer kunnen hardlopen.

TIP

Begin je work-out met een cardio-oefening. Eerst rustig fietsen, roeien of langzaam rennen, voordat je in je schema duikt. Daarmee blaas je die lusteloosheid weg en begin je opgewarmd en energiek aan je training.

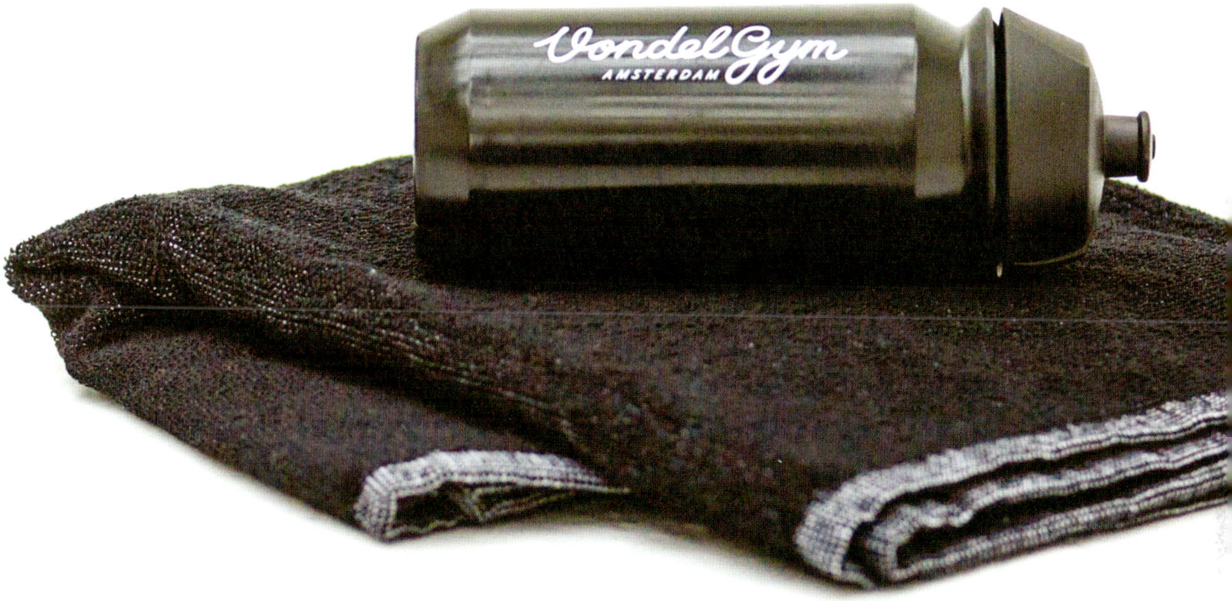
VondelGym
AMSTERDAM

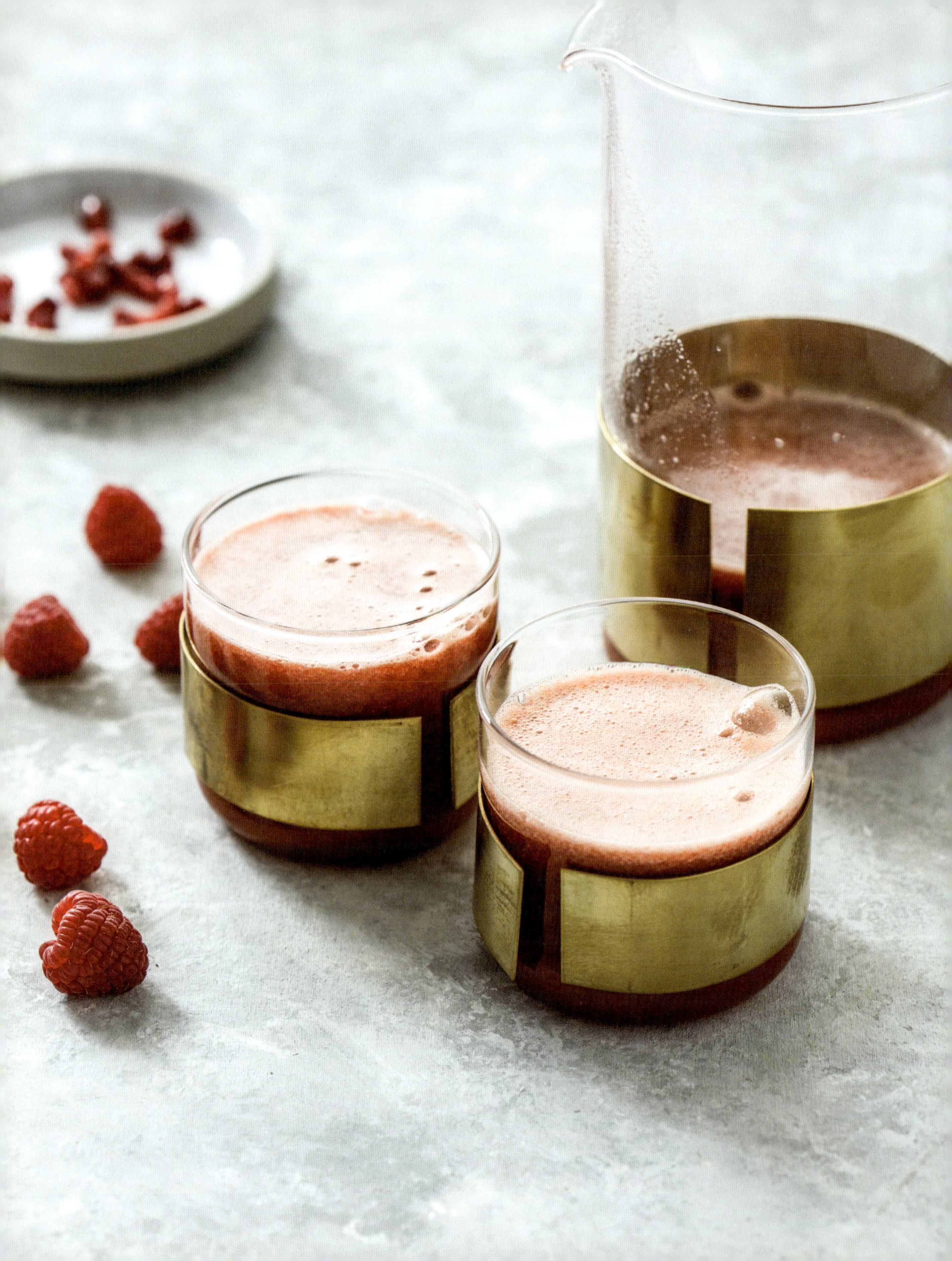

IMMUUNBOOSTER MET GRANAATAPPEL EN FRAMBOZEN

VOOR 2 GLAZEN

Ingrediënten

2 mandarijnen
1 rode appel
125 g granaatappelpitten
125 g frambozen
1 stukje gember van ½ cm, geschild

Benodigdheden

slowjuicer, 2 glazen

Bereiding

1 Pel de mandarijnen en haal de partjes los. Snijd de appel in parten en verwijder het klokhuis.
2 Doe alle ingrediënten na elkaar in de slowjuicer.
3 Roer het sap even goed door en verdeel over twee glazen.

HANDIG Snijd de granaatappel met een scherp mesje rondom door en breek de granaatappel voorzichtig doormidden. Klop met een pollepel flink op de achterkant van beide helften om de pitjes eruit te halen. Voor het maken van sap is het heel handig om bevroren fruit te gebruiken. Laat het wel eerst ontdooien voordat je het in de slowjuicer of sapcentrifuge doet.

LINZENSALADE MET BIET EN GEITENKAAS

VOOR 2 PERSONEN

Ingrediënten

300 g bruine linzen uit blik
2 el pompoenpitolie
1 el sherryazijn
1 mespunt gemalen komijn
1 mespunt gemalen korianderzaad
1 tl sinaasappelrasp
450 g rode biet, voorgekookt en in grove stukken
100 g zachte geitenkaas
50 g walnoten
zout en peper

Benodigdheden

zeef, grote kom, 2 borden

Bereiding

1. Doe de bruine linzen in een zeef, spoel onder zacht stromend, koud water en laat uitlekken.
2. Roer in een grote kom de pompoenpitolie, sherryazijn, gemalen komijn en koriander en sinaasappelrasp door elkaar tot een dressing. Breng flink op smaak met zout en peper.
3. Doe de linzen bij de dressing en schep goed door zodat alle linzen met de dressing zijn bedekt.
4. Verdeel de linzen over twee borden, leg de stukken biet erop en verkruimel de geitenkaas en walnoten erover.

VARIATIE In plaats van geitenkaas kun je ook halloumi gebruiken. Snijd de kaas in dunne plakken en gril op een grillplaat. Leg de warme plakken kaas op de salade en serveer direct.

RODE BIET De nitraten uit biet zorgen ervoor dat er meer zuurstof in je spieren komt waardoor je langer kunt presteren. Te veel nitraat kan maag- en darmklachten veroorzaken, dus gebruik ze met mate.

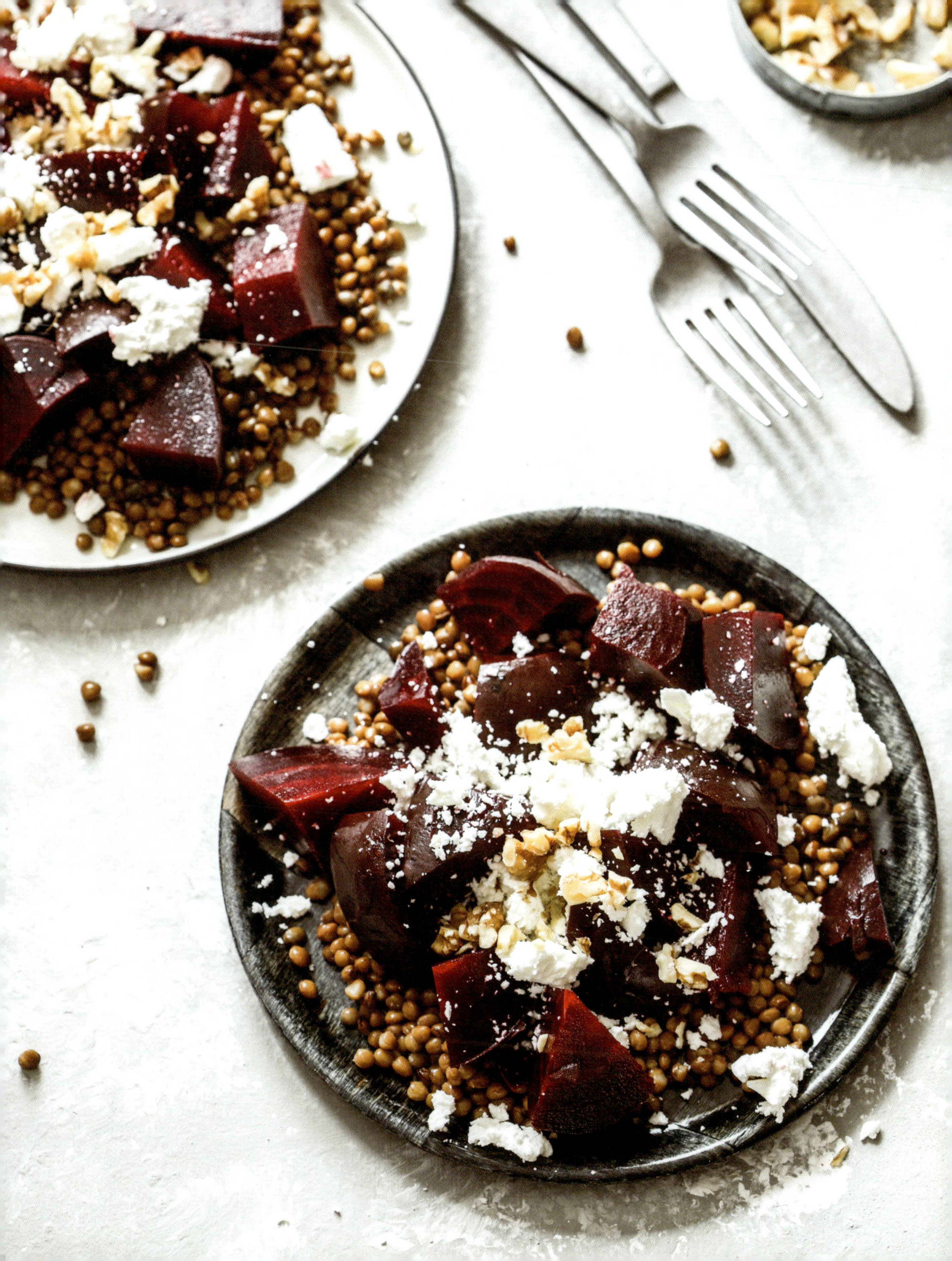

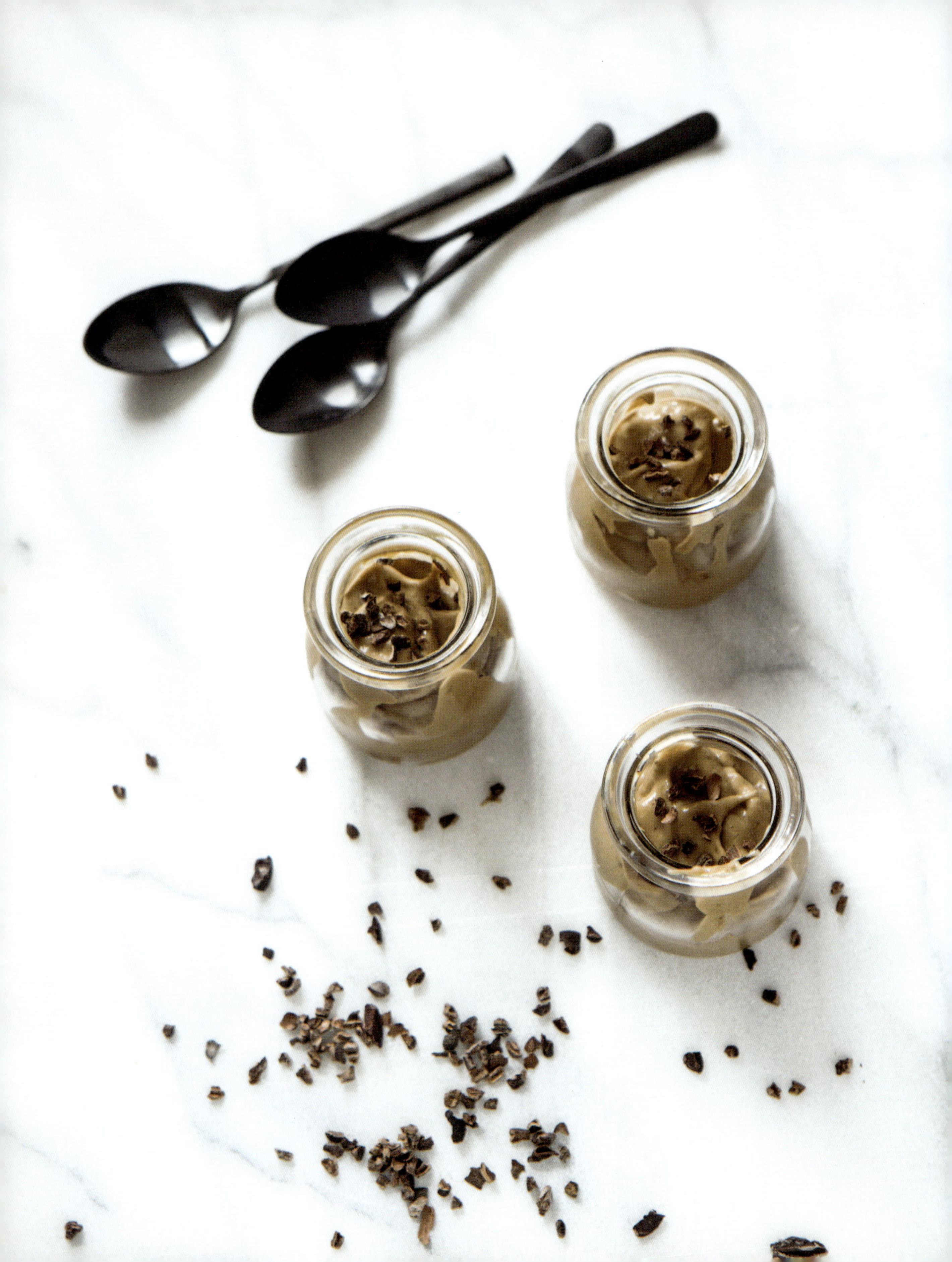

BANAAN-AVOCADO MOUSSE MET CACAO

VOOR 3 PERSONEN

Ingrediënten

1 rijpe banaan, zonder schil en bevroren
1 avocado, geschild en in stukjes
2 el honing
½ tl vanille-extract
2 el koud water
2 el rauw cacaopoeder
1 snufje zout

Benodigdheden

keukenmachine, 3 kleine glaasjes

Bereiding

1 Laat de banaan in 5 minuten iets zachter worden en pulseer in de keukenmachine.
2 Voeg de rest van de ingrediënten toe en pulseer nog een aantal keer tot een mousse.
3 Vul kleine glaasjes met de mousse en bestuif met nog een klein beetje cacaopoeder.

TIP Gebruik als garnering ook eens cacao nibs voor een lekkere bite of rooster 2 eetlepels geschaafde amandelen lichtbruin in een droge koekenpan.

HANDIG Dankzij de bevroren banaan is de mousse direct lekker koel. Je kunt bananen in de vriezer tot 3 weken bewaren. Haal de schil eraf voordat je ze in de vriezer doet.

BANANEN Bananen bevatten veel van het aminozuur tryptofaan, dat in de neurotransmitter in serotine wordt omgezet. Deze neurotransmitter speelt een belangrijke rol bij het regelen van het slaappatroon. En dat maakt deze mousse tot een ideaal toetje voor het slapengaan.

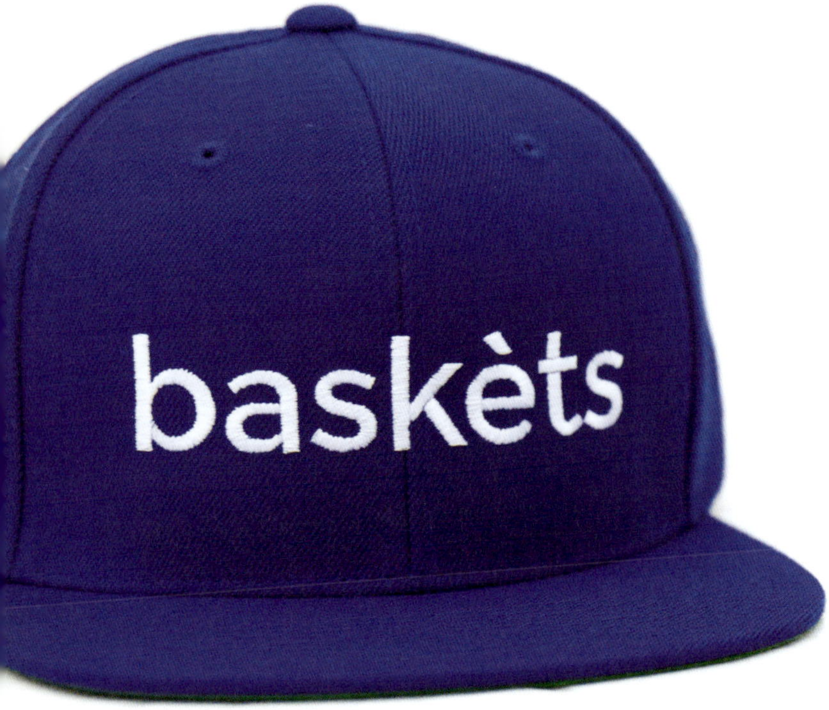
baskèts

CIRCUITTRAINING

SCHEMA

SET 1 Dumbbell benchpress
SET 2 Hammer curls
SET 3 Split squats foot on bench
SET 4 Shoulder side raises

Dit hoofdstuk gaat vooral over de vraag hoe je toch kunt sporten als je weinig energie hebt. Dus als je verwachtte dat je zonder veel inspanning een training af kunt werken, kun je beter terugbladeren naar het begin van het boek, naar het hoofdstuk Beginnen. Deze circuittraining is er namelijk op gericht dat je er energie van krijgt. Niet direct na de training, dan lig je er als het goed is flink vanaf. Maar dit type training, veel oefeningen achter elkaar, in hoog tempo, waarbij het evenwicht ligt tussen kracht en uithoudingsvermogen, zorgt ervoor dat je je vitaler gaat voelen.

Zoek een plek in de gym waar je een 'stadje' kunt bouwen. Je eigen vierkante meter, of drie, met een bankje en een paar dumbbells. Leg alles klaar, zodat je de oefeningen direct achter elkaar kunt doen, zonder rustpauze. Pas als je alle oefeningen hebt afgewerkt, neem je rust. Daarna herhaal je dezelfde ronde nog twee keer. Je kunt deze circuits uitbouwen door voor andere spiergroepen oefeningen toe te voegen. Zo is Arie's favoriete schema een circuittraining waarbij elk van de zeven spiergroepen aan bod komt; rug, benen, borst, biceps, triceps, schouders, buik.

Zorg dat je de oefeningen in hoog tempo afwerkt, maar houd je techniek in de gaten. Lange, correcte bewegingen. Wees secuur.

DUMBBELL BENCHPRESS

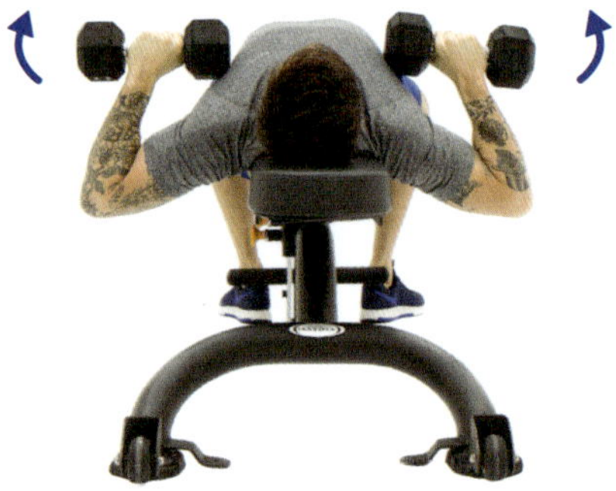

STAP 1

Plaats je hele bovenlichaam, vanaf je billen tot en met je kruin, op het bankje.
LET OP Zet je voeten stabiel neer, als een stevig anker, op de grond. Plaats de gewichten tegen of vlak boven je schouders.

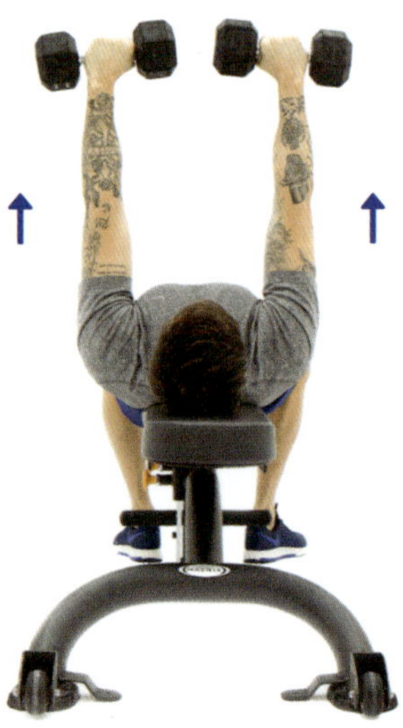

STAP 2

Druk de gewichten recht omhoog.
LET OP Als je moe wordt, gaan ze zwabberen, dus zorg dat je de gewichten goed recht houdt. Maak lange bewegingen waarbij je steeds weer je armen volledig strekt.

HAMMERCURLS

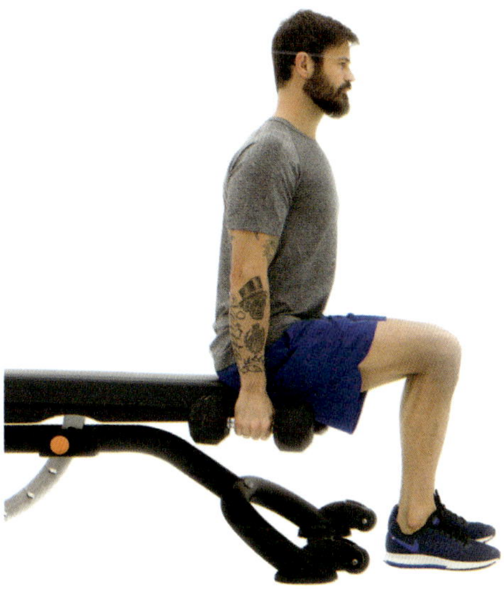

STAP 1

Ga op het uiteinde van een bankje zitten. Recht je rug en houd je armen naar beneden, langs je lichaam.

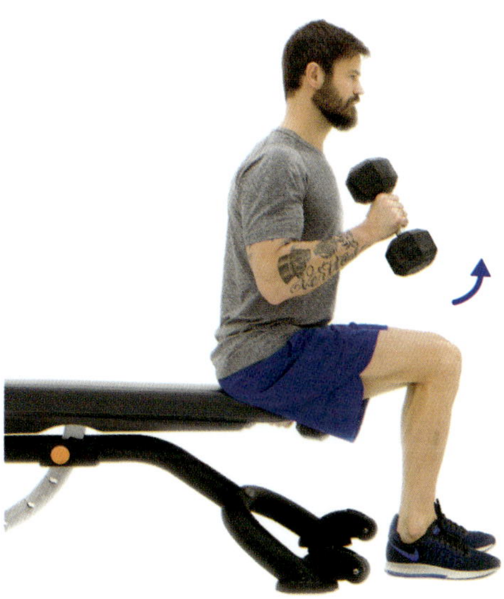

STAP 2

Haal het gewicht omhoog door alleen je onderarmen te gebruiken. De bovenarm blijft dus op precies dezelfde plaats.

SPLIT SQUATS, FOOT ON BENCH

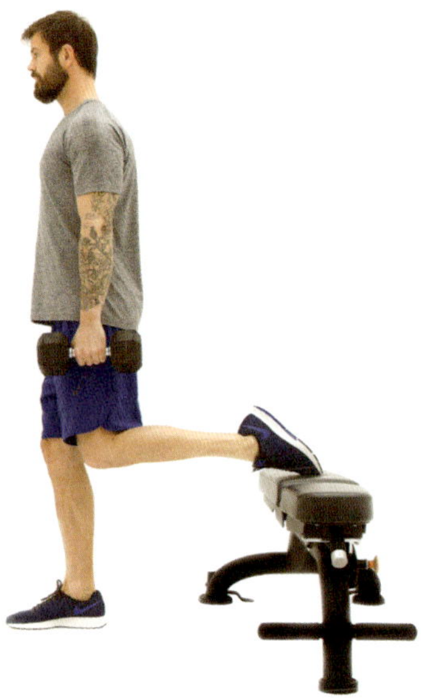

STAP 1

Plaats een voet op het bankje, zorg dat je lichaam verder goed recht staat en neem in elke hand een dumbbell. Te zwaar? Deze oefening kun je ook prima zonder gewichten uitvoeren.

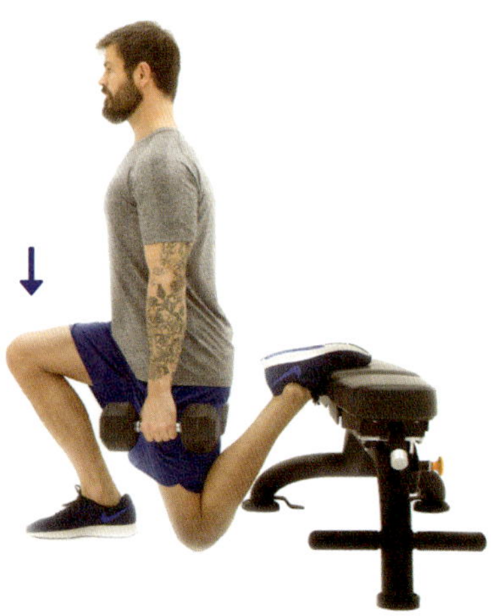

STAP 2

Maak een squat met je voorste been.
LET OP Houd je lichaam goed recht en denk om je nek; blijf recht voor je uit kijken!

SHOULDER SIDE RAISES

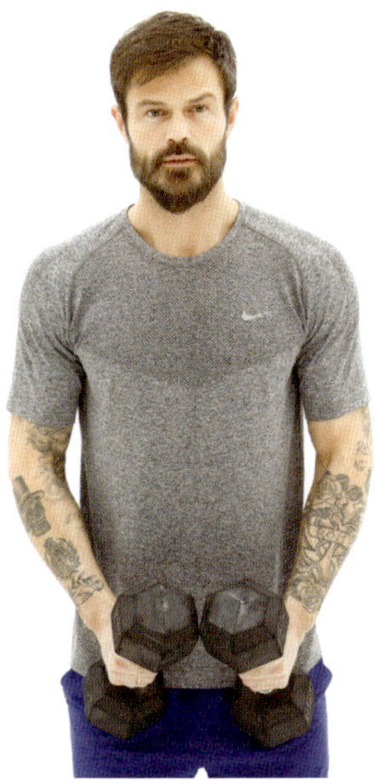

STAP 1

Houd de gewichten voor je lichaam, met de armen licht gebogen en een rechte rug.

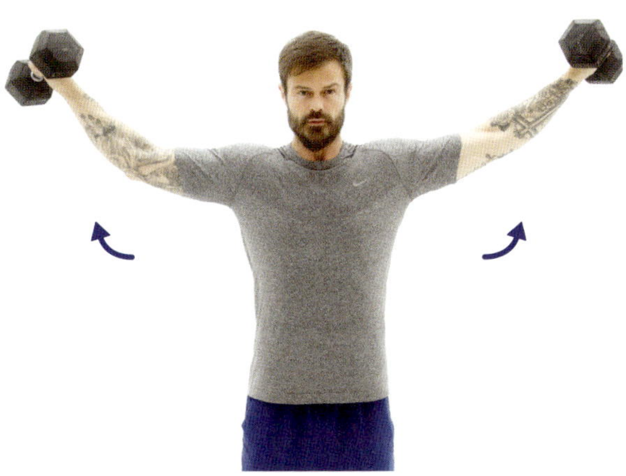

STAP 2

Breng de gewichten tegelijk omhoog, ongeveer op schouderhoogte. Ik vind het fijn ze net iets hoger te halen, maar dat is niet noodzakelijk.

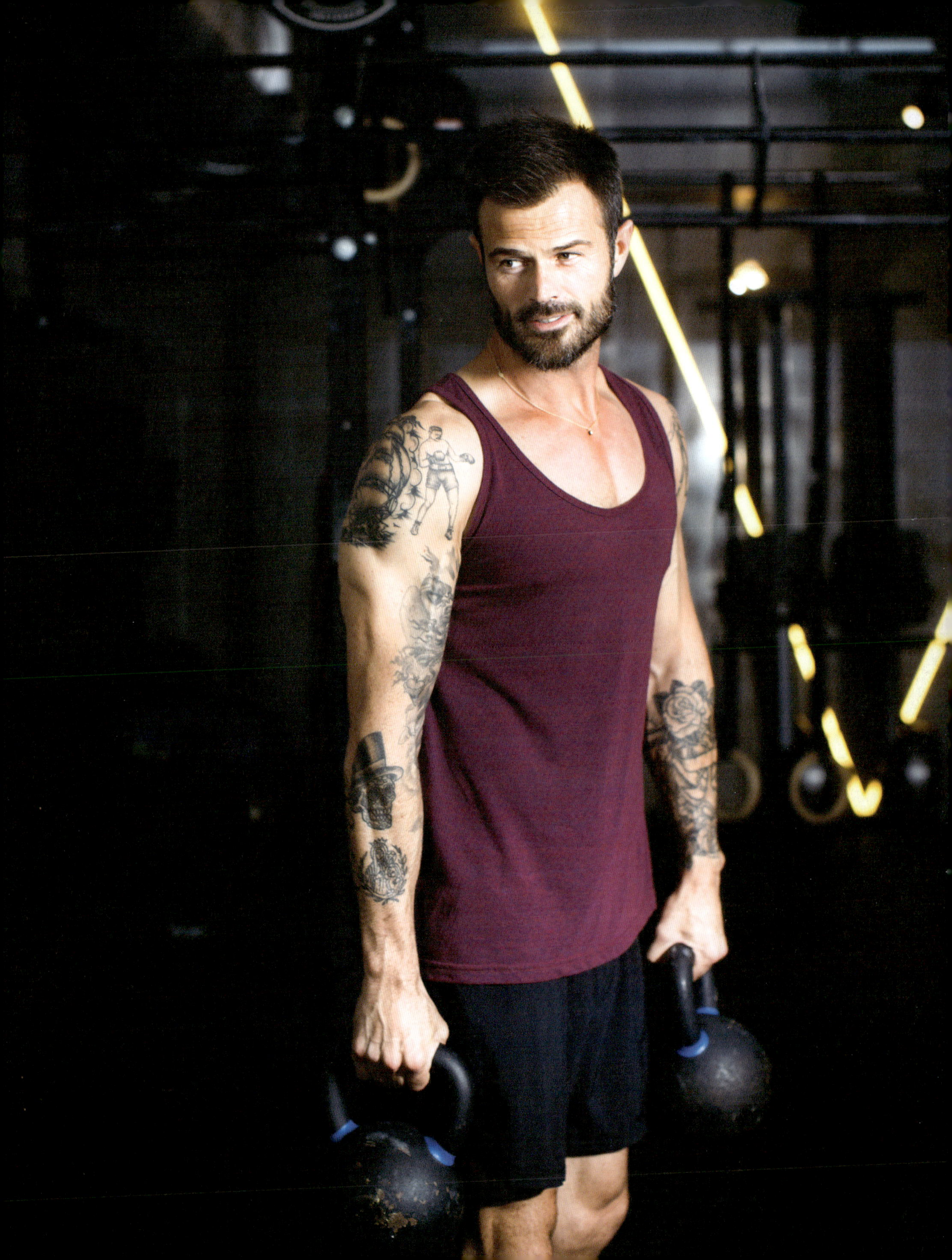

5

DISCIPLINE

Discipline is de eigenschap die maakt dat we plannen omzetten in daden. Van Dale omschrijft discipline als een 'regime van strenge regels'. Dat klinkt heel wat heftiger dan 'de karaktertrek die je op beslissende momenten net het duwtje in de goede richting geeft'. Want zo zou je het ook kunnen omschrijven.

De Nederlandse filosofe Marli Huijer signaleert dat disciplinering door de afnemende invloed van school, kerk of leger verdwijnt, en dat terwijl we met steeds meer overvloed en verleidingen te maken krijgen. Je mag dus hopen dat je ouders je het goede voorbeeld hebben gegeven, anders ben je als moderne mens op jezelf aangewezen wat discipline betreft.

Heb je discipline nodig om een gezond en sportief leven te leiden?

Het panel

'IK HEB GEWOON NIET DE DISCIPLINE OM EEN PAAR KEER IN DE WEEK TE SPORTEN EN AL HELEMAAL NIET OM DAT LANG VOL TE HOUDEN.'

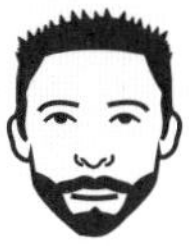

SEFTON

'Als je eenmaal op een gewenst niveau bent aanbeland, hoef je niet meer heel gedisciplineerd te zijn. Dan kun je af en toe de teugels laten vieren, zolang je weet wanneer je weer in het gareel moet gaan lopen. Maar in het begin moet je je verantwoording nemen of met een trainer werken die je bij de les houdt.'

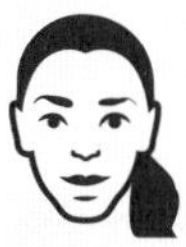

BRENDA

'Je kunt discipline best aanleren, maar dan moet er een drijfveer zijn. Iets wat ervoor zorgt dat je iedere keer weer gaat. Dat kan een trainer zijn, of een beoogd resultaat, maar het kan ook een vriend of vriendin zijn met wie je samen sport. Als je het een tijdje volhoudt, ontwikkel je vanzelf discipline.'

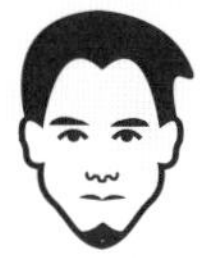

JAY

'Als je alleen maar dingen doet die je leuk vindt, is daar geen discipline voor nodig, maar om verder te komen, zul je toch het randje van je comfortzone moeten opzoeken. Voor mij houdt discipline in dat je dingen doet die je niet wilt doen met de instelling alsof het dingen zijn die je heel leuk vindt om te doen.'

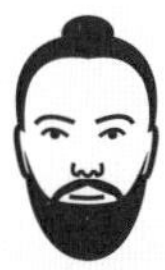

MARVIN

'Iedereen heeft wel wat motivatie, maar er zijn dagen dat er meer nodig is dan motivatie. Discipline zorgt ervoor dat je op die dagen toch gaat trainen, het is je eigen stok achter de deur.'

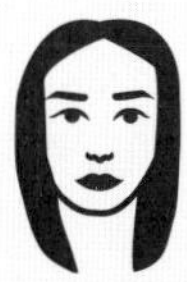

FRANZISKA

'Het aanleren van een gezonde routine vergt in het begin discipline, maar op een gegeven moment wordt het een gewoonte. Goede mensen om je heen, gezonde gewoontes, zo bouw je discipline op.'

TIPS

Breng je drempels in kaart. Als je weet wat je tegenhoudt, kun je er makkelijker tegen vechten.

Gebruik je social media. Zo schakel je handenvol waakhonden in, die je scherp kunnen houden en positief bevestigen als je volhoudt.

Hang op de koelkast of op de spiegel in je badkamer een papier waarop jouw doel staat geschreven. Dat kan je net even helpen op momenten dat je geen zin hebt.

DE BESTE BOEKEN OVER HARDLOPEN

- *De geboren renner*, Christopher McDougall
- *Eet & ren*, Scott Jurek
- *Waarover ik praat als ik over hardlopen praat*, Haruki Murakami
- *Running with the Pack*, Mark Rowlands

'Stel nu dat je inderdaad niet over veel discipline beschikt, wat dan? Is een gezond en sportief leven leiden dan onhaalbaar?'

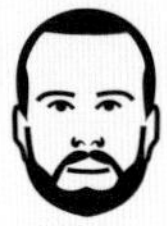

MIKE

'Het gaat vooral om prioriteiten stellen. Als je een goede baan wilt, moet je een studie volgen en je best doen. Dat geldt voor trainen ook. Je kunt, samen met je trainer, heel veel resultaat boeken in de gym, maar uiteindelijk moet je zelf de discipline hebben om het daarbuiten te blijven doen. Een trainer fungeert als een stok achter de deur. Als je twee keer per week met iemand traint, dan heb je de rest van de week vaak minder de neiging om te verzaken.'

KLAAS

'Het lukt verreweg de meeste mensen dagelijks iets te doen waar ze geen zin in hebben: werk, huiswerk, grasmaaien, stofzuigen, afwassen, tanken. Waarom zou dat wel lukken en die bak friet laten staan of een paar keer per week trainen niet? Het mooie van sport is dat het leuker en beter op te brengen is als je het regelmatig doet. Afwassen niet.'

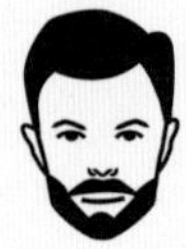

ARIE

'Het belangrijkste kenmerk van discipline is dat je iets uit jezelf moet kunnen halen, dat een ander alleen gedaan krijgt als iemand haar of hem een opdracht geeft, en er toezicht op houdt dat die opdracht daadwerkelijk wordt uitgevoerd. Maar hoe doe je dat? Ik stel mezelf bijna dagelijks de vraag: waarom wil ik dit ook alweer? Het antwoord op die vraag helpt mij mijn doelen helder voor ogen te houden. Als je heel eerlijk bent, kom je met die vraag altijd tot de conclusie dat er niemand is die je dwingt, niemand die van je vraagt in beweging te komen als je dat niet zelf doet. Ik boek kleine overwinningen op luiheid en tegenzin door de drempels zo laag mogelijk te maken. Kleding klaarleggen, afspreken met anderen, een vast schema hanteren en elke dag iets doen aan beweging. En daarnaast natuurlijk gezond eten. Dan voorkom je lusteloosheid, en is het minder moeilijk de discipline op te brengen om in beweging te komen.'

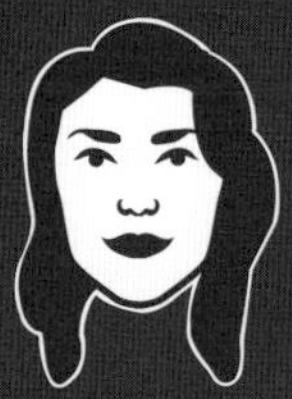

VALENTINE

'Ik ben ervan overtuigd dat discipline is aan te leren. Daar heb je motivatie en een doel voor nodig. Zo kun je ook hulp vragen aan een trainer of een trainingsbuddy.'

Persoonlijk verhaal

JUSTIN (30)

'Ik heb altijd gezegd dat ik niet wil trainen om er knapper uit te zien, maar om sterker en fitter te worden; een betere versie van mezelf.'

'Nu sport ik vier tot vijf keer per week. Heerlijk! Mijn leven daarvoor zag er wel anders uit. Ik werkte als horecakok vijf of zes dagen per week tot 23.00 uur, dronk daarna een biertje, ging de stad in en leefde jarenlang als een partyanimal. Ik had net een lange relatie achter de rug, was nieuw in de stad en moest duidelijk mijn wilde haren kwijt. Dat is gelukt, en goed ook. Tot ik op een gegeven moment overal pijntjes kreeg, vooral in mijn rug en schouders. Met mijn lengte hele dagen gebogen in een keuken staan, hielp natuurlijk niet mee.

Een vriend vroeg of ik met hem mee ging naar Vondelgym. Vanaf het moment dat ik daarbinnen stapte was het raak. Ik begon met een tot twee keer in de week Crossfit, dat ging naar drie dagen, naar vier dagen. Doordat ik nu vaak 's middags tijd heb, doe ik de Crossfit-oefeningen voor mezelf. Dat combineer ik met hardlopen. Wat mij vanaf het begin zo heeft gegrepen in Crossfit is het teamverband. Dat je het samen doet, dat je elkaar motiveert. Soms ga ik met vrienden naar het park om daar te trainen. Ik merkte dat ik zoveel sterker en fitter werd van Crossfit. Dat gevoel past bij deze sport. Ongelooflijk hoe een mens in slechts een jaar tijd kan veranderen. Daar ben ik heel blij mee en ook best trots op. Ik ben nu echt de 2.0-versie van mezelf. Niet alleen lichamelijk, ook qua mindset. Ik ben veel rustiger geworden, veel bewuster bezig met mijn voeding, gestopt met roken en slaap veel beter. Hiervoor sliep ik om 04.00 uur, werd ik om 15.00 uur wakker. Of ik sliep niet. Ik liep er lijkbleek bij, geen spiermassa; zo'n typische horecakok die dag en nacht werkt, een pakje per dag paft en te veel bier drinkt. Dat is voorbij.

Het ging mij in het begin vooral om fit worden, lekker sporten. Maar langzaam ontdekte ik ook progressie op andere vlakken. Door het sporten raakte ik drift kwijt, het maakte me rustiger en meer bewust van de dingen om me heen; ik weet nu veel beter wat ik echt belangrijk vind. Dat gevoel is me meer waard dan liters bier!

Vooral het laatste halfjaar ben ik in een *flow* geraakt van vijf keer in de week trainen, het hoort nu gewoon bij mijn dagelijks leven.'

TIP

Kies vaste tijdstippen om te trainen. Plan die momenten zoals je ook je maaltijden plant, of andere vaste items in je agenda.

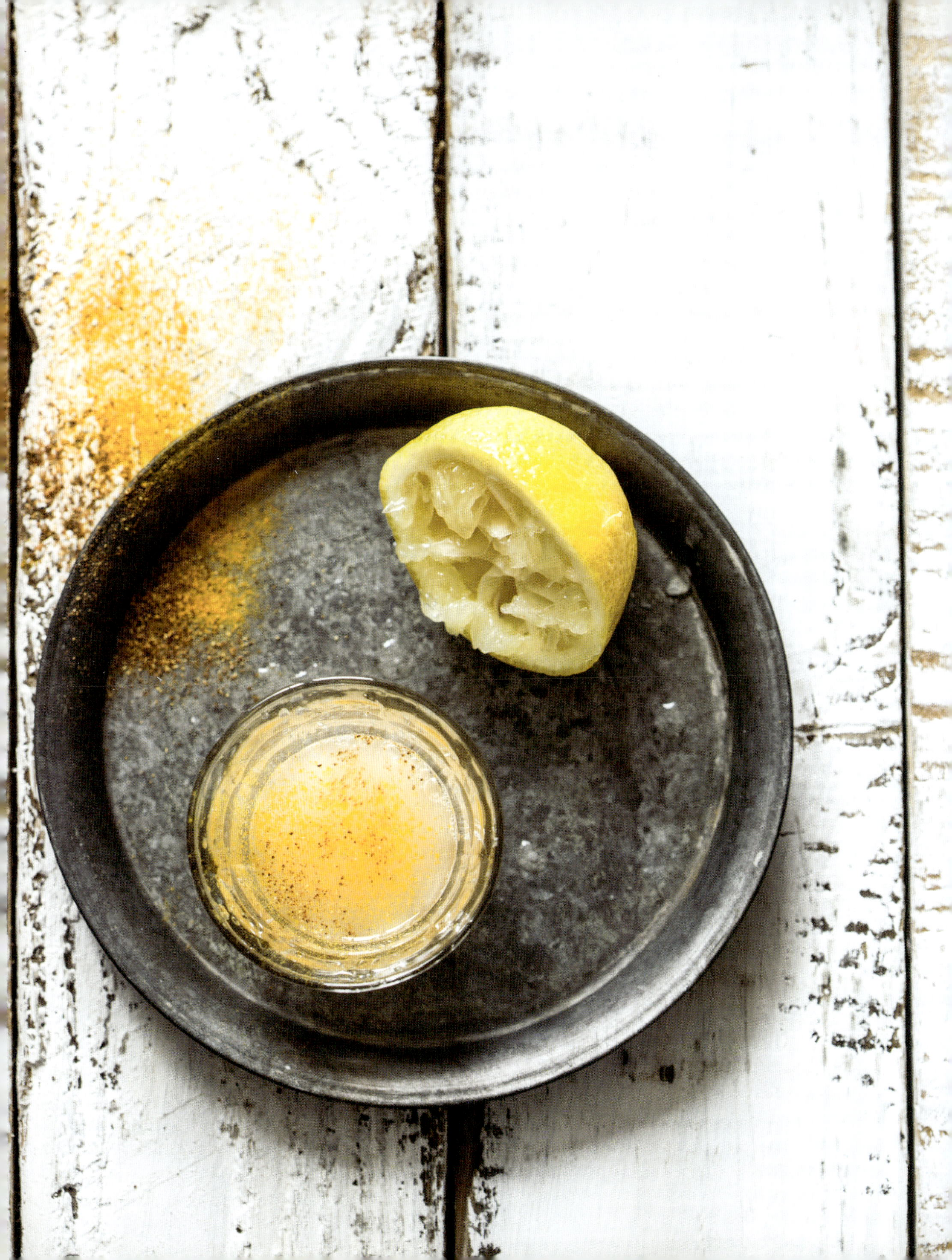

BLOED, ZWEET EN TRANEN-SHOTJE

VOOR 1 SHOTJE

Ingrediënten

1 stukje gember van 5 cm, geschild
sap van ½ citroen
1 mespunt cayennepeper
1 mespunt kurkuma

Benodigdheden

slowjuicer, shotglaasje

Bereiding

1 Doe de gember in een slowjuicer.
2 Pers het citroensap in een shotglaasje en giet het gembersap erover.
3 Voeg de kruiden toe, roer goed en proost op je gezondheid!

GEMBER Gember is een van de meest krachtige ontstekingsremmers. Het helpt tegen ontstekingen, koorts, misselijkheid en werkt pijnstillend.

TIP

Zorg dat je gedurende de dag goed gevoed bent. Eet tussen de maaltijden door een handje noten of studentenhaver, een banaan of appel. Wie honger heeft maakt slechte, ongezonde keuzes.

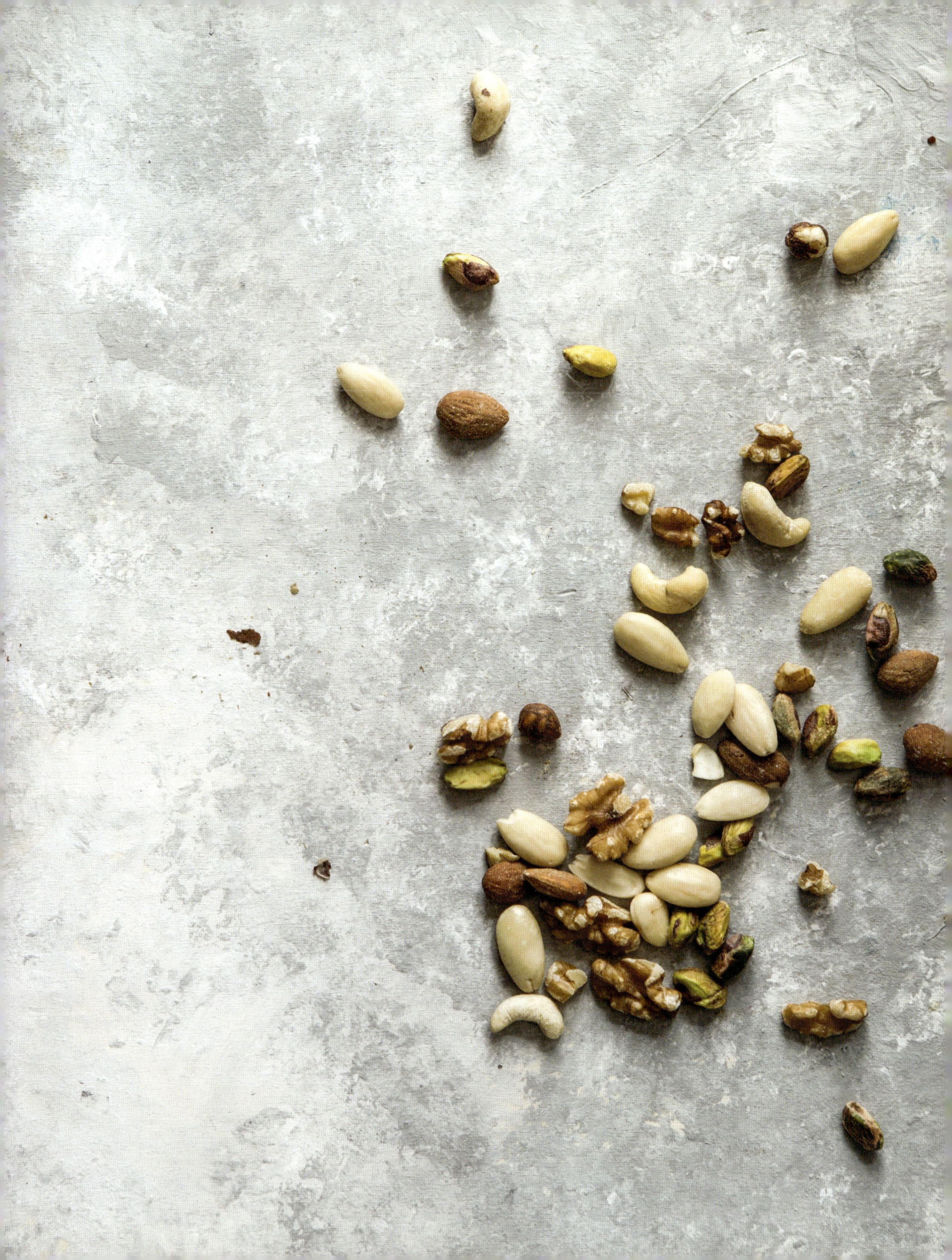

MEXICAANSE OMELET

VOOR 1 PERSOON

Ingrediënten

2 eieren
2 el water
½ el olijfolie
2 tomaten
1 handje verse bladpeterselie, fijngehakt
1 lente-ui, in ringetjes
1 teen knoflook, fijngehakt
sap van 1 limoen
½ avocado, geschild en in stukjes
zout en peper

Benodigdheden

kom, koekenpan, keukenmachine

Bereiding

1 Roer in een kom de eieren los met het water en breng op smaak met zout en peper. Voeg voor extra smaak wat bladpeterselie en wat ringetjes lente-ui toe.
2 Verhit de olijfolie in een koekenpan en giet het eimengsel erin. Bak de omelet een paar minuten op laag vuur, keer halverwege.
3 Snijd ondertussen de tomaten doormidden en verwijder de zaadjes met een lepeltje. Snijd het vruchtvlees in stukjes.
4 Hak voor de tomatensalsa de tomaat samen met de bladpeterselie, lente-ui, knoflook en het limoensap grof in een keukenmachine.
5 Garneer de omelet met de avocado en 2 lepels van de tomatensalsa – of meer als je dat lekker vindt.

VARIATIE Je kunt voor extra smaak nog wat verse koriander en chilipeper toevoegen.

EIEREN Eieren hebben heel lang op de 'foute lijst' gestaan vanwege het hoge cholesterolgehalte. Dat is niet terecht, want ze behoren tot de beste proteïnebronnen die er bestaan omdat de proteïnen die erin zitten voor 100 procent bruikbaar zijn.

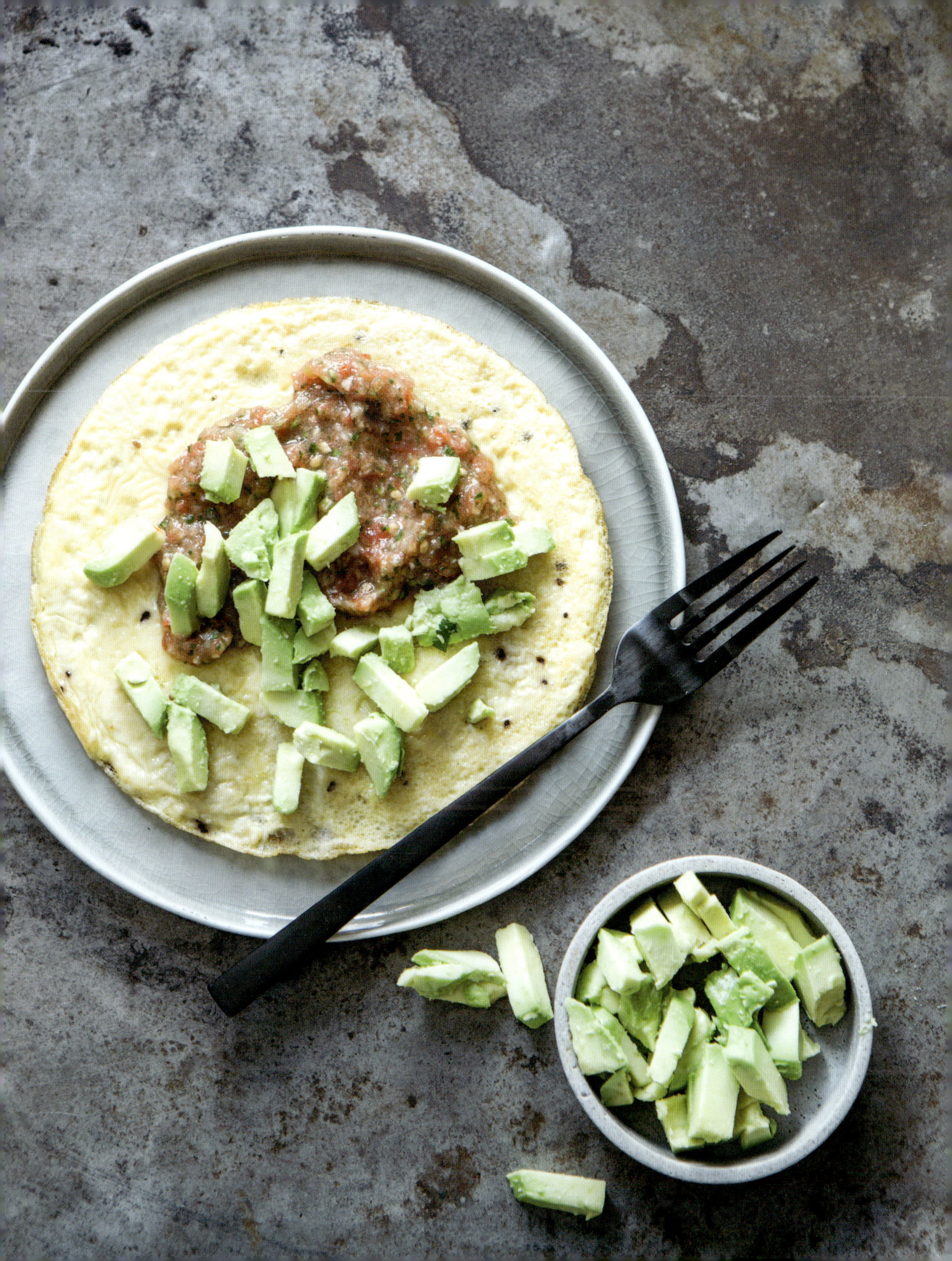

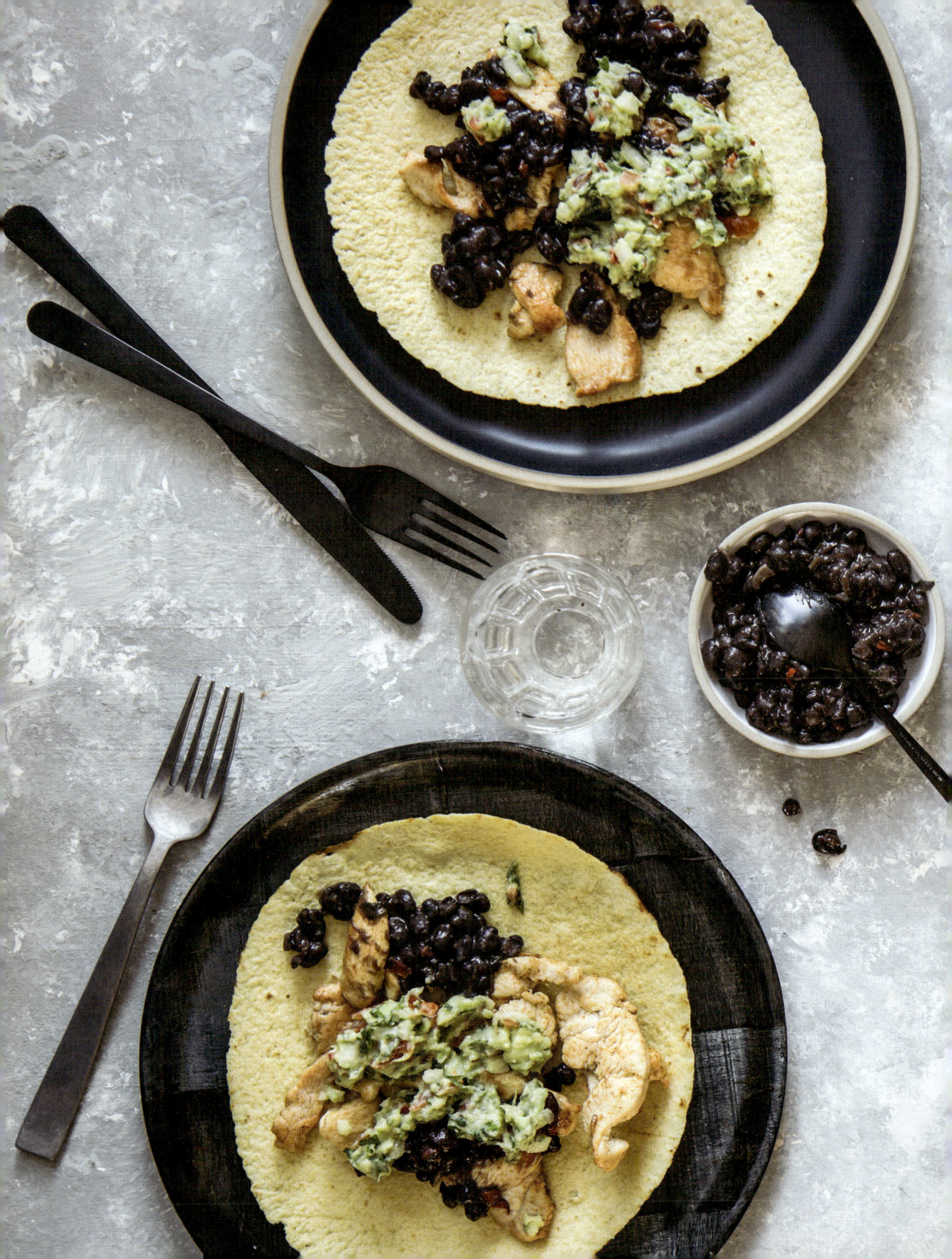

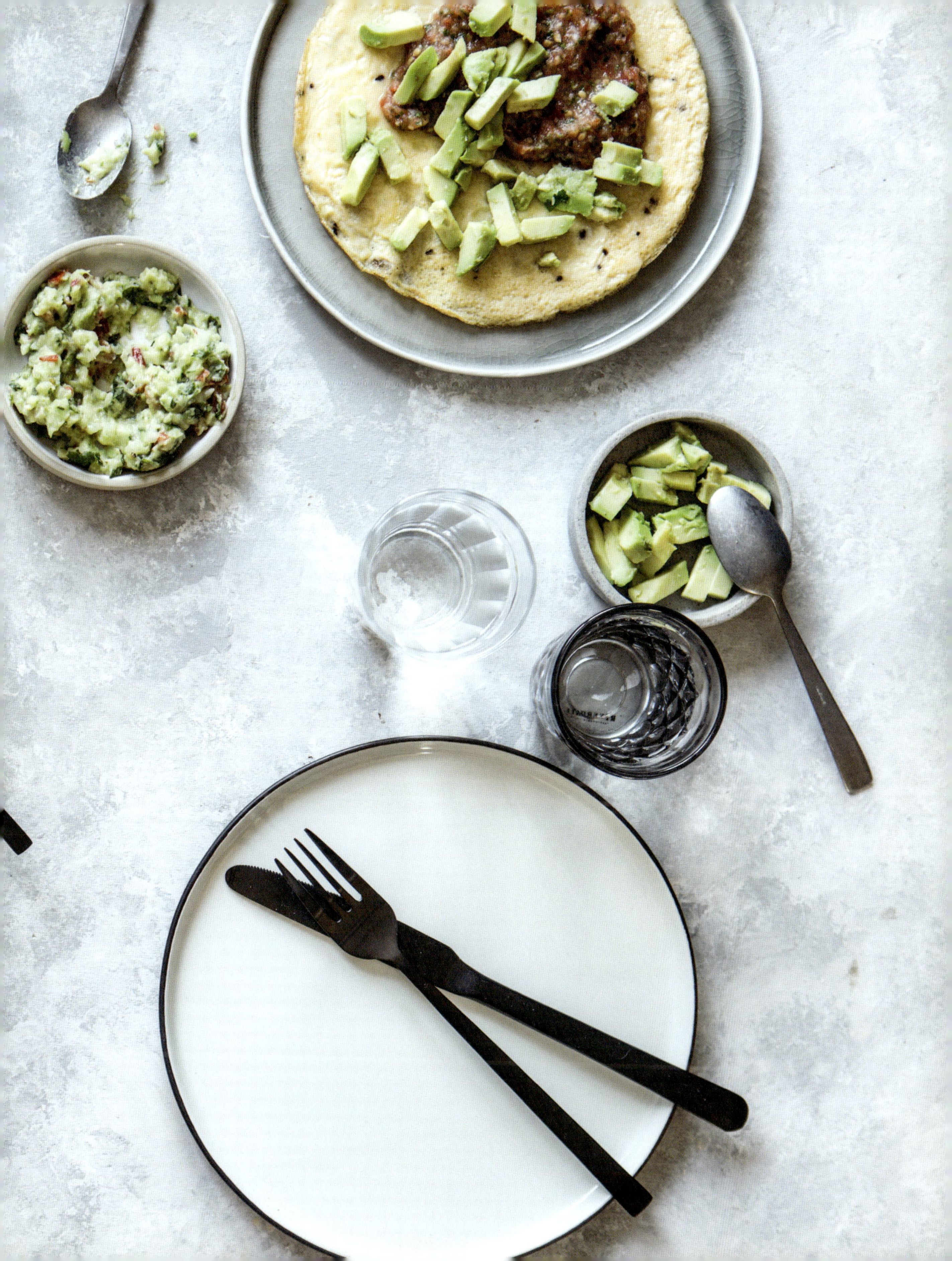

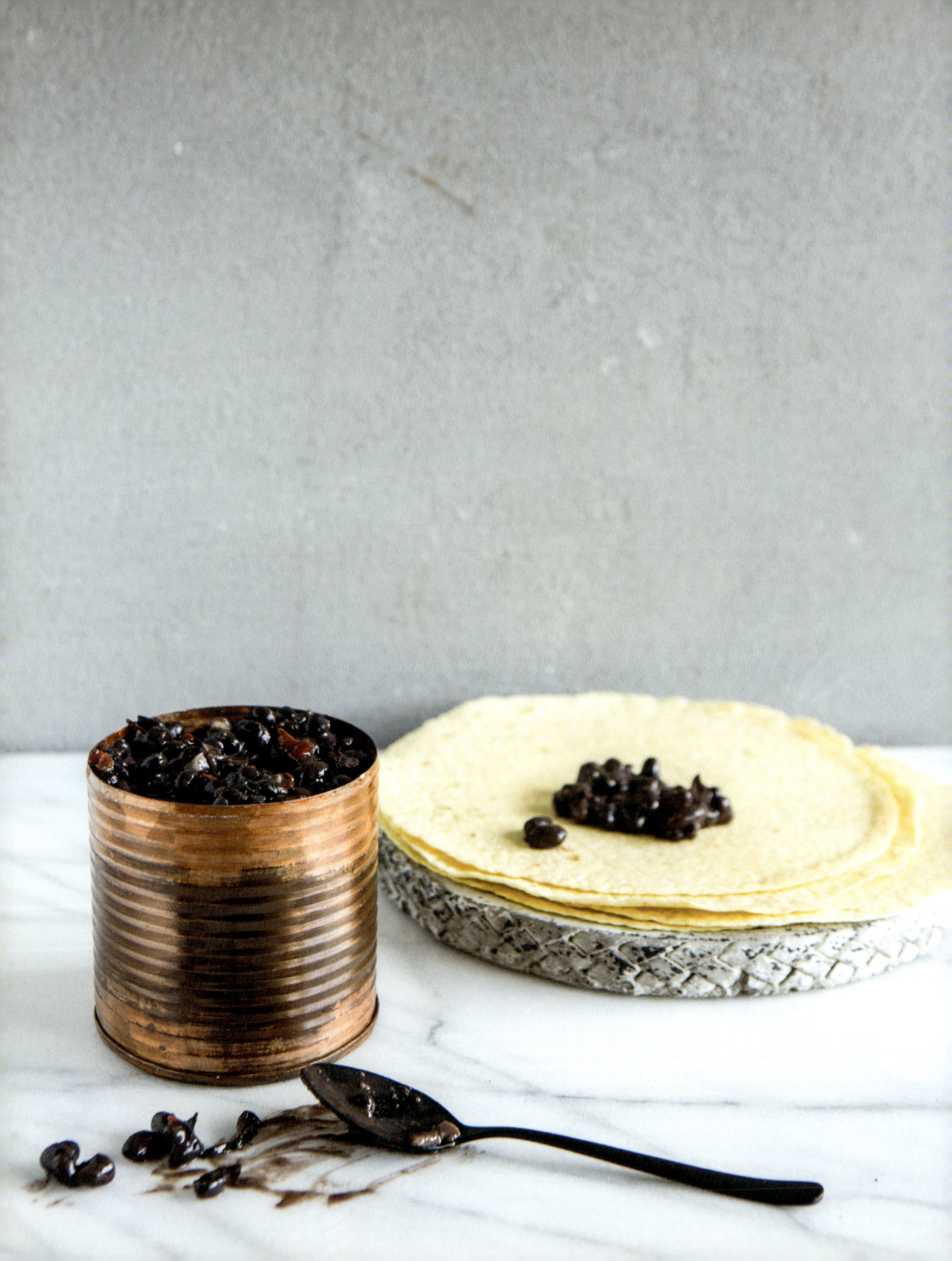

ZWARTEBONENSAUS

VOOR 4 PERSONEN

Ingrediënten

2 el olijfolie
2 tenen knoflook, fijngehakt
4 tomaten, in blokjes
½ chilipeper, fijngehakt
1 snuf grof zeezout
400 g zwarte bonen uit blik
4 takjes verse koriander, grof gehakt

Benodigdheden

kleine pan

Bereiding

1 Verhit de olijfolie in een kleine pan op halfhoog vuur. Fruit de knoflook 1-2 minuten.
2 Voeg de tomaten, chilipeper en het zout toe en zet het vuur hoog. Laat 10-15 minuten op hoog vuur pruttelen en zacht worden.
3 Doe ondertussen de zwarte bonen in een zeef, spoel onder zacht stromend, koud water en laat uitlekken. Voeg in de laatste 3-5 minuten de zwarte bonen toe aan het tomatenmengsel.
4 Strooi de koriander over de saus. Lekker met mini-tortilla's als dip bij de borrel of bij de maistortilla's met kipfilet en pittige salsa (zie p. 79).

KORIANDER Koriander werkt helend bij spijsverteringsstoornissen, variërend van een opgeblazen gevoel tot misselijkheid.

TIP

Niet alles is verloren als je een keer een training mist. Streep eronder en morgen weer verder!

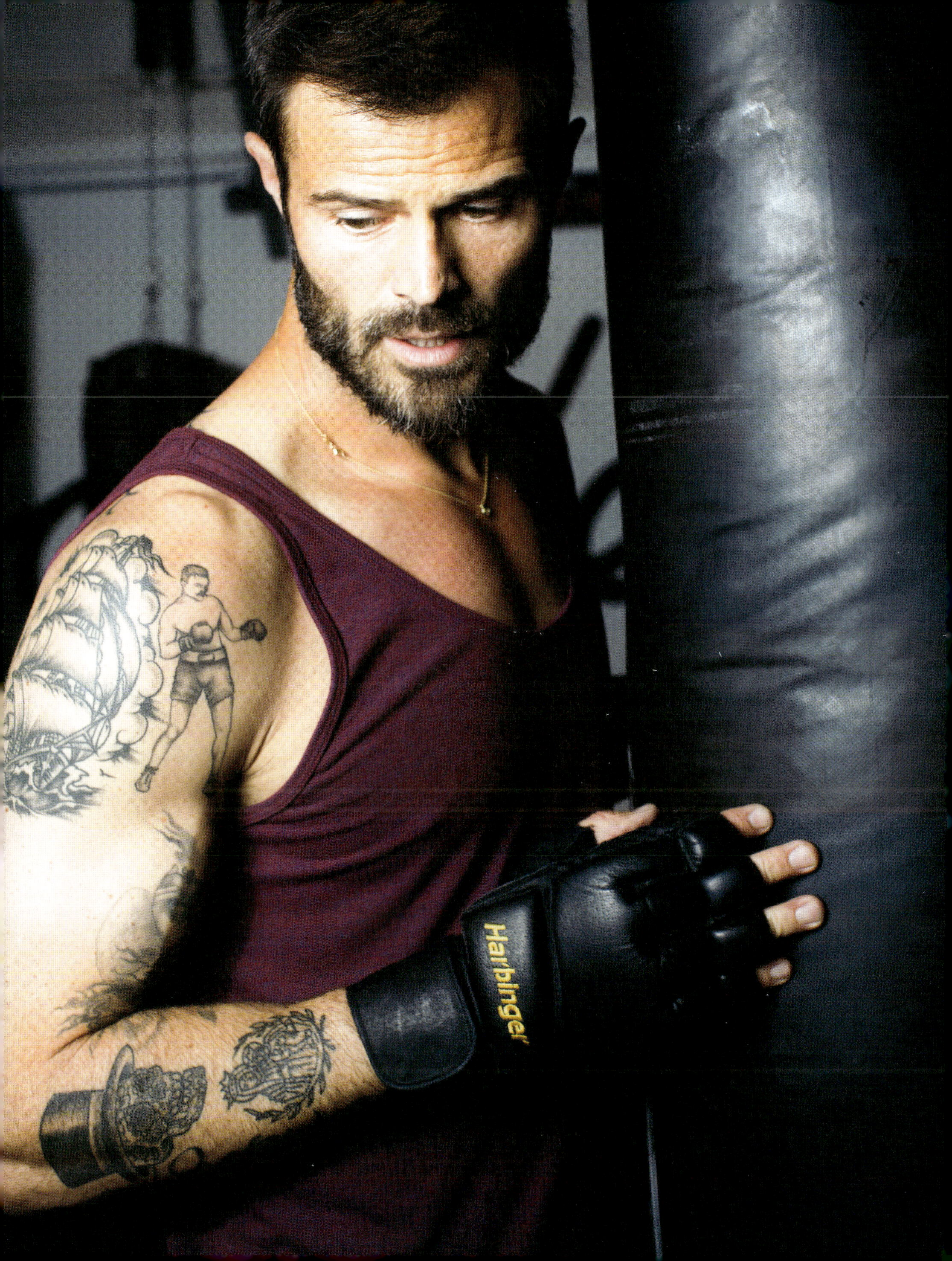
Harbinger

NEVER SKIP LEG DAY

SCHEMA

SET 1 Deadlifts
SET 2 Barbell squats
SET 3 Dumbbell lunges, step back
SET 4 Goblet squats, heels on plate
SET 5 Lunges, plate over head

Wanneer je zonder schema's traint, pak je bij je bezoeken aan de gym al snel je favoriete oefeningen. Bij de meeste mensen dus vooral borst, buikspieren en armen. De strandspieren. Maar dit hoofdstuk gaat over discipline. Dat begint met een trainingsschema waar je je aan houdt. En als je genoeg momenten gepland krijgt, kun je het jezelf permitteren om een hele training aan één spiergroep te besteden. Je hebt dan wel de discipline nodig om vier tot zeven keer per week te trainen.

Je benen zijn je fundament. Niet alleen omdat je erop door het leven gaat, maar ook omdat je bij veel andere oefeningen een sterke basis nodig hebt. *Never skip leg day*. En in dit schema geven we de benen alle aandacht. Zie je een vrouw of man met goede benen, dan weet je dat ze discipline hebben. Sterke benen, ferme billen!

DEADLIFTS

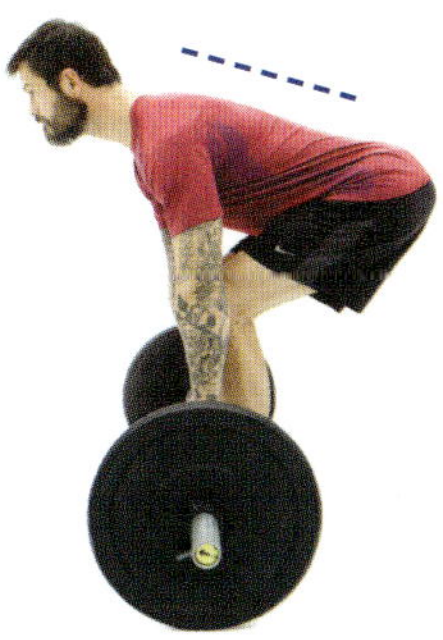

STAP 1

Pak de stang goed stevig vast, je armen zijn volledig gestrekt, je scheenbenen in een rechte lijn, op enkele centimeters afstand van de stang. Je heupen blijven boven je knieën. De knieën zijn licht gebogen.
LET OP Je rug is gedurende de hele oefening kaarsrecht. Houd je blik naar voren gericht.

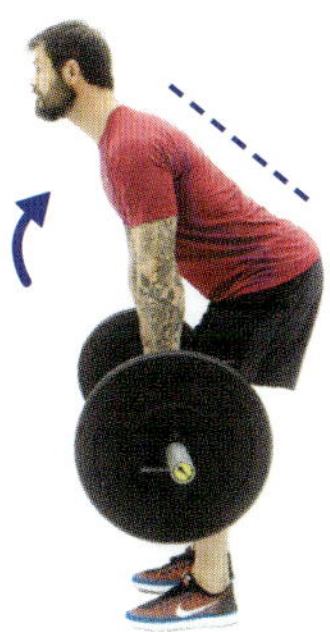

STAP 2

Ga nu rechtop staan, door je benen en je rug te strekken. Houd je core goed aangespannen.

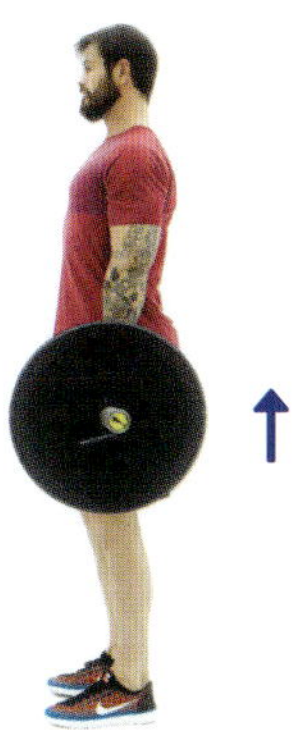

STAP 3

Kom helemaal overeind. Mocht je direct een herhaling doen, houd dan goed die rechte rug in de gaten. En de deadlift is geen squat; houd je knieën naar achteren!

BARBELL SQUATS

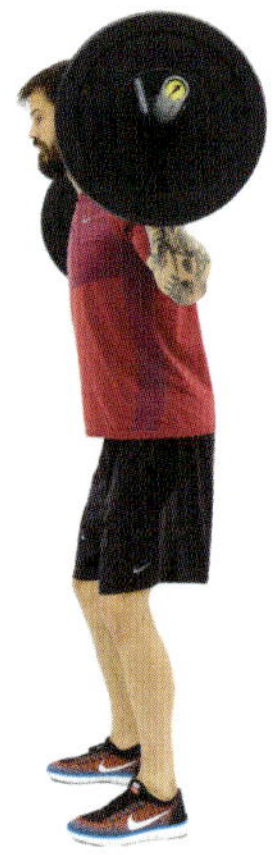

STAP 1

Ga goed stevig staan, je voeten net iets wijder dan je schouders. De stang ligt op de ronding van je bovenrug, niet in je nek. Houd je core, en vooral ook je billen steeds aangespannen.

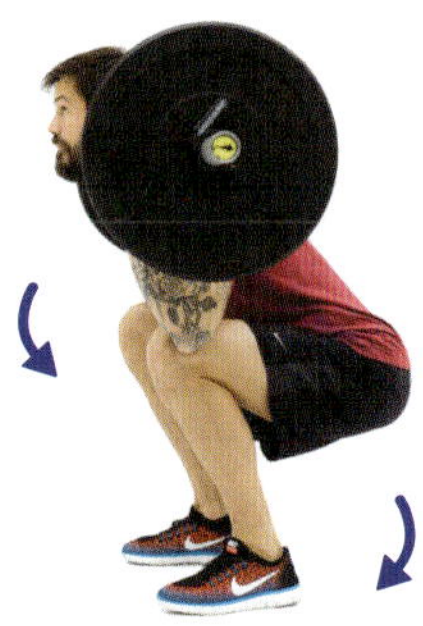

STAP 2

Ga zitten, probeer je billen net iets dieper dan je knieën te krijgen, en houd je rug zo recht mogelijk. Zet je hakken op de grond en je knieën niet (te ver) voor je tenen uit.

LET OP Over de juiste diepte van de squat bestaat veel discussie. Heb je knieproblemen, ga dan vooral niet te diep.

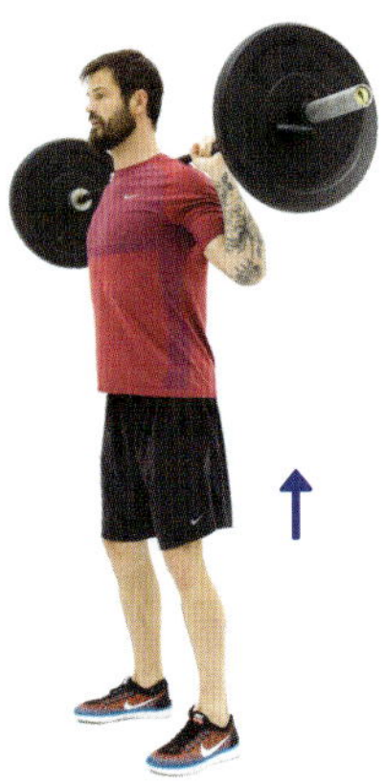

STAP 3

Kom weer overeind. Overstrek je benen niet bij het omhoogkomen. Als je direct weer naar beneden gaat voor een tweede herhaling, span dan opnieuw weer goed je buik- en bilspieren aan.

DUMBBELL LUNGES, STEP BACK

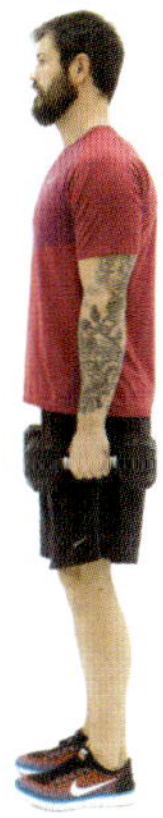

STAP 1

Pak twee gewichten en ga rechtop staan, met je voeten naast elkaar.

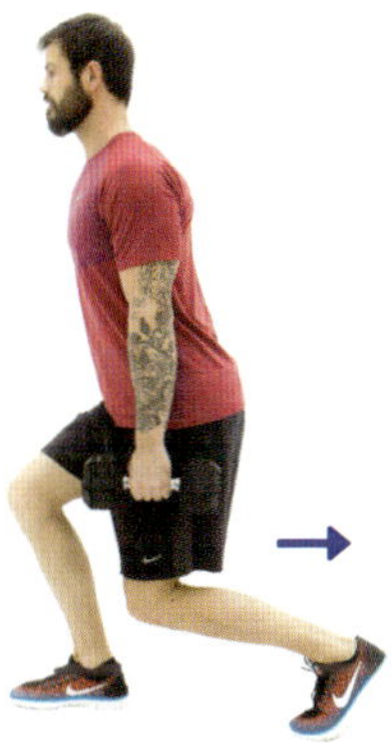

STAP 2

Stap met een been naar achteren, en maak met het andere been een kniebuiging. Houd je bovenlichaam goed recht en blijf voor je kijken.

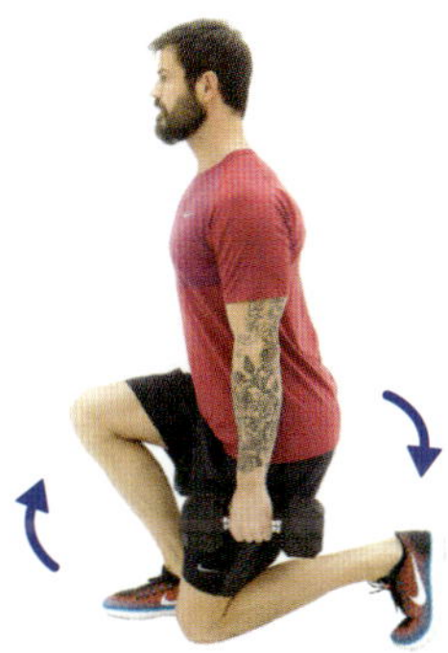

STAP 3

Plaats je achterste knie naast je voorste voet op de grond, maak een eenbenige squat omhoog. Doe daarna hetzelfde met je andere been.

GOBLET SQUATS, HEELS ON PLATE

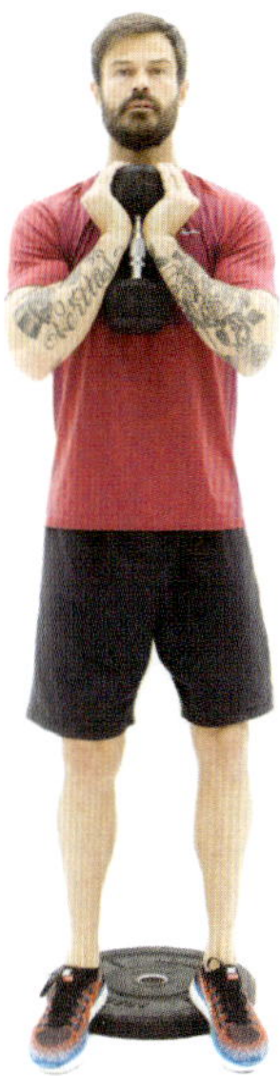

STAP 1

Zet je hakken op een drempel, stuk hout of gewicht. Zo kun je net iets dieper squatten dan anders. Neem een gewicht in je handen en span je buik- en bilspieren goed aan.

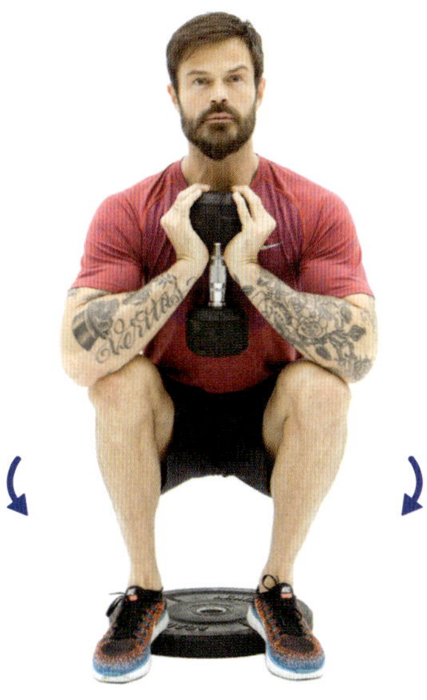

STAP 2

Maak een diepe squat, kom niet te ver naar voren, en span je core goed aan. Houd je rug zo recht mogelijk. Blijf de oefening herhalen.

LUNGES, PLATE OVER HEAD

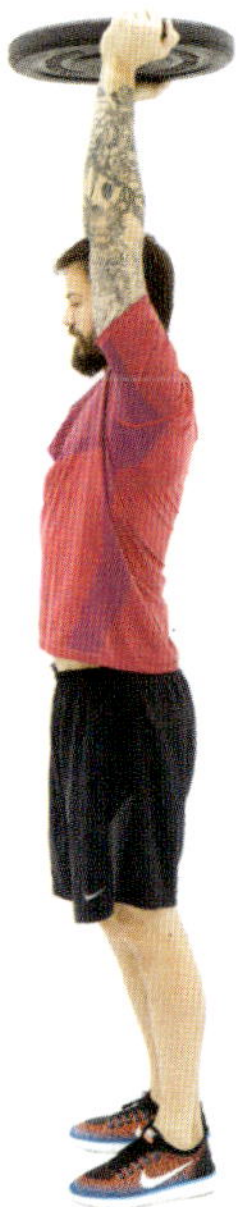

STAP 1

Ga rechtop staan, span je core goed aan en til het gewicht met gestrekte armen boven je hoofd.

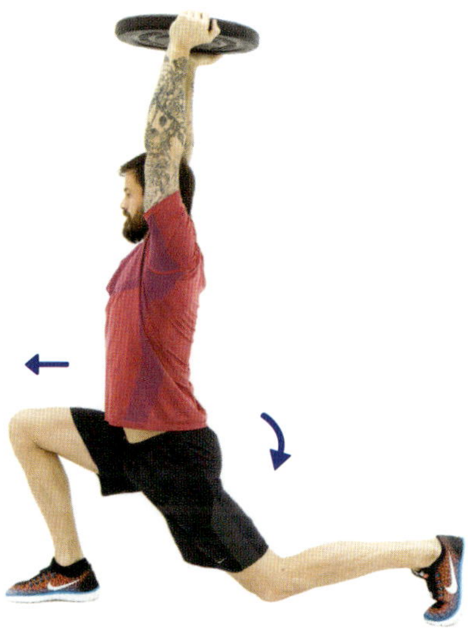

STAP 2

Neem een grote stap naar voren, zodat de knie van je achterste been de grond raakt. Houd het gewicht met gestrekte armen boven je hoofd en houd je rug goed recht. Doe een stap terug en herhaal met je andere been.

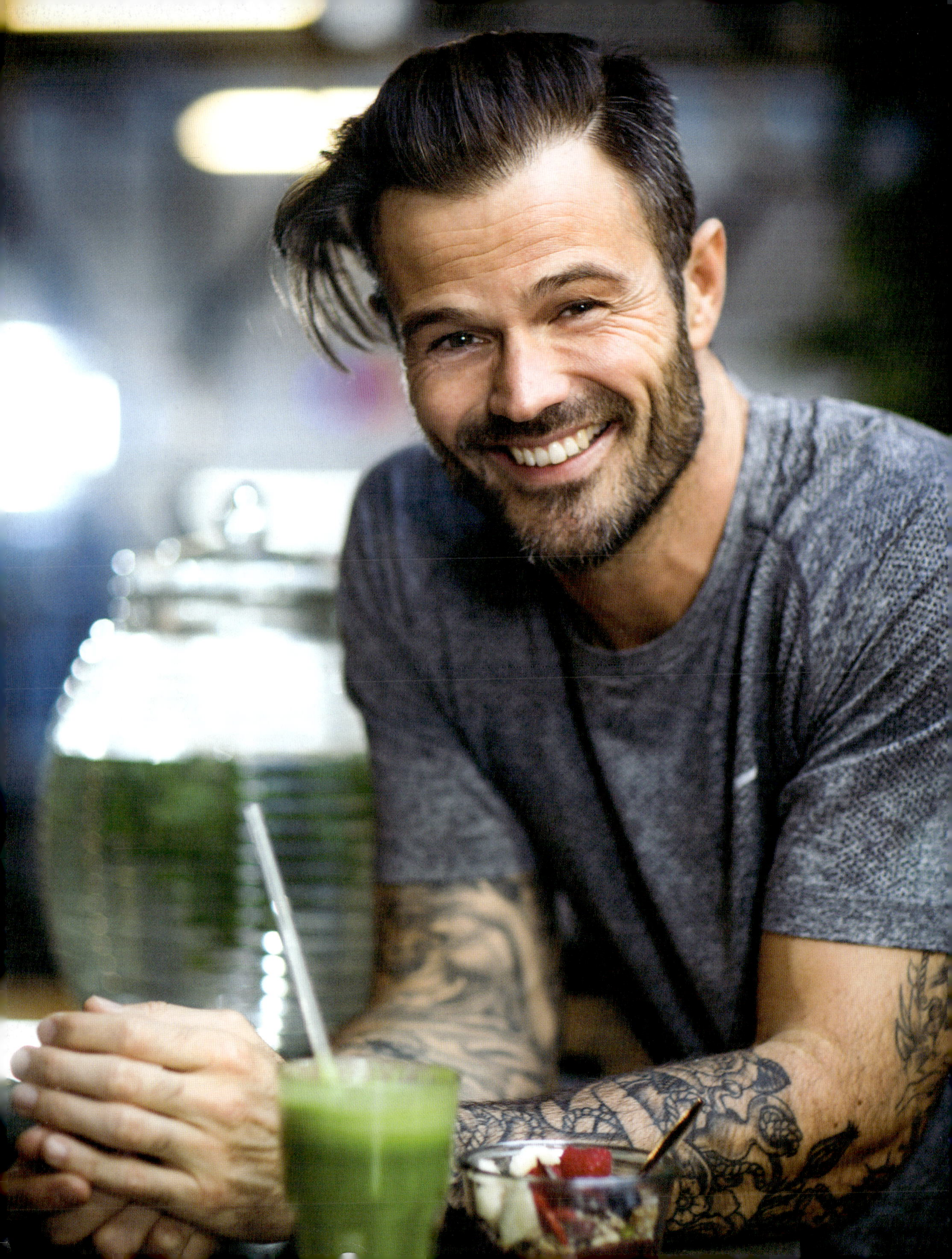

6

LEEFTIJD

Als je een twintiger bent, kom je nog redelijk weg met een ongezonde, inactieve levensstijl. Maar met het klimmen van de jaren, gaat het stilstaan zich wreken. Dan komt de locomotief langzaam, krakend en piepend tot stilstand. Vaak is er een wake-upcall voor nodig om in actie te komen.

Heeft het nog zin, gaan sporten nadat je tientallen jaren hebt stilgestaan? Onze trainers zijn er volstrekt eensgezind over.

Het panel

'ALS IK NU TWINTIG JAAR JONGER WAS GEWEEST... MAAR IK BEN ECHT TE OUD OM MET SPORTEN TE BEGINNEN.'

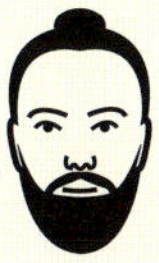

MARVIN

'Ik ga graag de dialoog aan met mensen die vinden dat ze te oud zijn om te gaan sporten. Het is meestal niet het geval dat mensen te oud zijn, wel dat ze bang zijn voor het ouder worden en voor de confrontatie met het ouder worden. Maar als ze iets doen wat ze leuk vinden, weet ik zeker dat niemand te oud is om te sporten.'

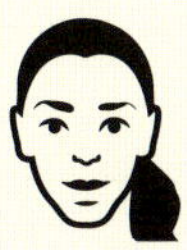

BRENDA

'Je bent nooit te oud om te beginnen. We zijn zo gewend om oudere mensen zo min mogelijk te laten bewegen. Maar hoe minder je beweegt, hoe erger het wordt.'

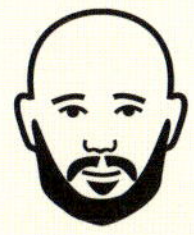

KLAAS

'We worden gemiddeld steeds ouder. Denken dat het allemaal niet meer hoeft na je vijftigste is dan ook een beetje kortzichtig. Als je prettig oud wilt worden, beweeg dan! Het houdt je lichaam en vooral je geest jong.'

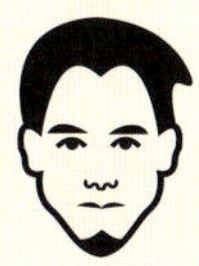

JAY

'Te oud? Dat is een excuus van luie mensen. Als je tachtig bent, zul je andere dingen kunnen dan wanneer je twintig bent. Maar zolang je een lichaam hebt en dat kunt gebruiken is het nooit te laat.'

TIPS

Beweeg 30 tot 50 minuten per dag matig intensief, en aan één stuk.

Begin nu. Het is nooit te laat om actief te worden.

Probeer yoga! Je hoeft niet direct je benen in je nek te kunnen leggen. Maar voor je postuur, en de kracht en souplesse van je lichaam doet het wonderen.

GOEDE BOEKEN OVER VOEDING

- *Een pleidooi voor echt eten*, Michael Pollan
- *150 Healthiest Foods on Earth*, Jonny Bowden
- *(H)eerlijk*, Gwyneth Paltrow
- *Het voedsellabyrint*, Jaap Seidell & Jutka Halberstadt

'Het valt natuurlijk niet te ontkennen dat de gemiddelde bezoeker van een sportschool of deelnemer aan een bootcamp-sessie niet veel ouder dan veertig is. Heel gek is het dan ook niet dat je je als oudere afvraagt of je daar nog iets te zoeken hebt. Wat kun je nog op middelbare of latere leeftijd?'

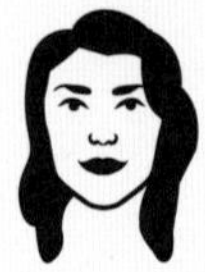

VALENTINE

'Mijn ervaring is dat mensen altijd wel iets vinden om bij aan te kunnen sluiten. Er is zo'n breed aanbod. Het leuke aan bijvoorbeeld circuittraining is dat je alle oefeningen op je eigen niveau en tempo kunt doen.'

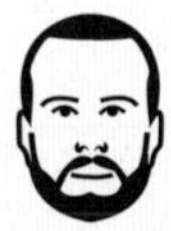

MIKE

'Als je wat ouder bent, zit je wellicht nog meer vast in structuren qua werk en gezin, en kost het plannen meer moeite. Ook het bereiken van fysieke doelen kost meer tijd, maar bedenk goed: waar een wil is, is een weg!'

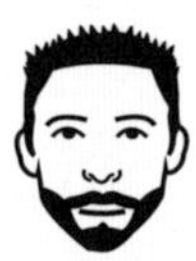

SEFTON

'Zelf heb ik ook dingen in mijn training moeten aanpassen, vanwege blessures die ik in de loop der jaren heb gehad. Dus je kunt zeker rekening houden met leeftijd, maar er zijn nog allerlei doelen te stellen en te behalen.'

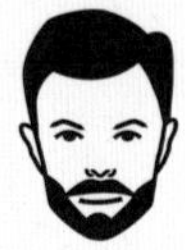

ARIE

'Zelf heb ik lang het gevoel gehad dat ik met sport en gezond leven het ouderdomsproces kon beïnvloeden of zelfs wat afremmen. Fysiek kan ik nu dingen die ik tien jaar geleden niet kon. Maar het is natuurlijk een illusie dat je de strijd tegen ouderdom wint. Het gaat erom voor elke fase een manier van bewegen te vinden die bij je past, en waarmee je voldoende groei en ontwikkeling kunt ervaren. Maar het allerbelangrijkst: sport voor het gevoel dat beweging je geeft, niet om je uiterlijk te verbeteren of je lichaam jong te houden. En wat betreft de mogelijkheden: elke sport is op elke leeftijd te doen. Accepteer dat je niet op het hoogste niveau mee hoeft te draaien, en zoek tegelijkertijd steeds je eigen grenzen op.'

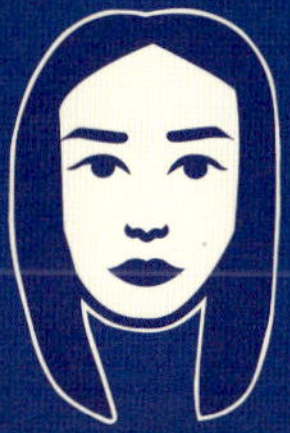

FRANZISKA

'Je gaat natuurlijk de Olympische Spelen niet meer halen. En het zal ook best wat moeilijker zijn om de overgang naar een actief leven te maken, maar als je een ouder iemand eerst de basis aanleert, is dat een goed begin. Wie weet wat er verder mogelijk is? Bij mensen die maar niets meer doen omdat ze vinden dat ze te oud zijn om te sporten, is het vooral de geest die stram is, niet het lichaam.'

Persoonlijk verhaal

ERNEST (68)

'Na de training ben ik af en toe echt helemaal gesloopt, maar als ik hier de deur uitloop voel ik me een jonge god, met mijn 68 jaar!'

'Ik ben nog volop aan het werk. Eigenlijk zou ik al lang met pensioen gaan, maar ze hebben me gevraagd om langer te blijven en nu heb ik mijn contract met drie jaar verlengd. Wel ben ik bezig een opvolger te zoeken. Maar met het vooruitzicht van nog een paar jaar werken, heb ik geen enkel probleem. Ik zit goed in mijn vel en heb veel energie. Iedere dag sta ik fris en vroeg op, meestal om 6.15 uur uit bed om tegen 8.00 uur op het werk te verschijnen. Dat is ook wel anders geweest. Want vorig jaar was ik heel ziek, plotseling van de ene op de andere dag.

Ik woonde in Maastricht, waar ik werkte als uroloog in het ziekenhuis. Daar werd ik weduwnaar. Mijn echtgenote overleed in mijn eigen ziekenhuis door een medische fout. Daar ben ik heel ziek van geweest. Een posttraumatisch stresssyndroom-achtig beeld met wanen en hallucinaties. Daar ben ik op een gegeven moment overheen gekomen met wat hulp, met veel praten.

Nadat ik de as van mijn vrouw op Bali had uitgestrooid, wilde ik weer aan de slag. Op Bali opereer ik al twintig jaar kinderen met aangeboren afwijkingen. Toen ik op dat eiland haar as had uitgestrooid, was mijn tremor (trilling in de handen) zomaar ineens over. Ik dacht: ik begin weer. Helaas bleek de sfeer op de afdeling dusdanig verziekt dat ik er geen zin meer in had. Ze hadden niet verwacht dat ik nog terug zou komen en waren al bezig de poten onder mijn stoel weg te zagen. Daar was ik zo ontzettend teleurgesteld over. Ik heb daar 25 jaar mijn ziel en zaligheid in gestoken...

Op een feestje van een vriendin in Amsterdam liep ik een oude studievriend tegen het lijf. Hij was ondertussen hoogleraar in het AMC en hoofd Interne Geneeskunde in het Slotervaartziekenhuis. Hij vroeg me als hoofd van de afdeling Urologie in het Slotervaartziekenhuis. Daar hoefde ik geen seconde over na te denken. Ik heb tegen Maastricht gezegd: ik vertrek. En zo ben ik in Amsterdam in een heel nieuw leven gestapt. Nieuwe baan, en ook een nieuwe relatie.

Vorig jaar april – ik had al een tijdje griep – voelde ik me op een ochtend ineens heel ziek. Hoge koorts, misselijk, braken, ik had lijkvlekken. Ik dacht: ik ben in een septische shock beland. Eenmaal in het ziekenhuis bleek het om een virale infectie van de longen te gaan met daaroverheen een pneumokokkeninfectie; pneumokokkensepsis. Dat is een killer waarbij je binnen drie, vier uur dood kunt zijn. Zo ziek, zo ongehoord ziek ben ik geweest. Vreselijke pijnen. Tien dagen lag ik in het ziekenhuis.

Eenmaal thuis kon ik niks meer. Ik was zo slap als een vaatdoek, ik had geen kracht meer en was kortademig. Mijn partner kende iemand die in Vondelgym trainde, benaderde mijn huidige trainer Richard en zo ben ik hier in april 2015 komen trainen, twee keer in de week. Ik vind het heerlijk om te doen. In het begin geneerde ik me, want ik deed alles verkeerd en had een conditie van niks. Om dat weer op peil te krijgen heb ik mijn uiterste best gedaan. Het is ongelooflijk wat ik tegenwoordig weer kan, naast mijn twee wekelijkse sessies in de Vondelgym fiets ik bijna 20 kilometer heen en terug naar mijn werk. Sinds ik weer zoveel beweeg heb ik meer energie, meer incasseringsvermogen en loop ik beter. Niks wat zo goed werkt tegen spanningen of stress als even flink sporten, het geeft ruimte in mijn hoofd en maakt me rustiger. Sporten heeft me absoluut gelukkiger gemaakt! Het sporten geeft me, niet alleen fysiek, maar ook psychisch zo'n enorme kick dat ik makkelijker in het leven sta.'

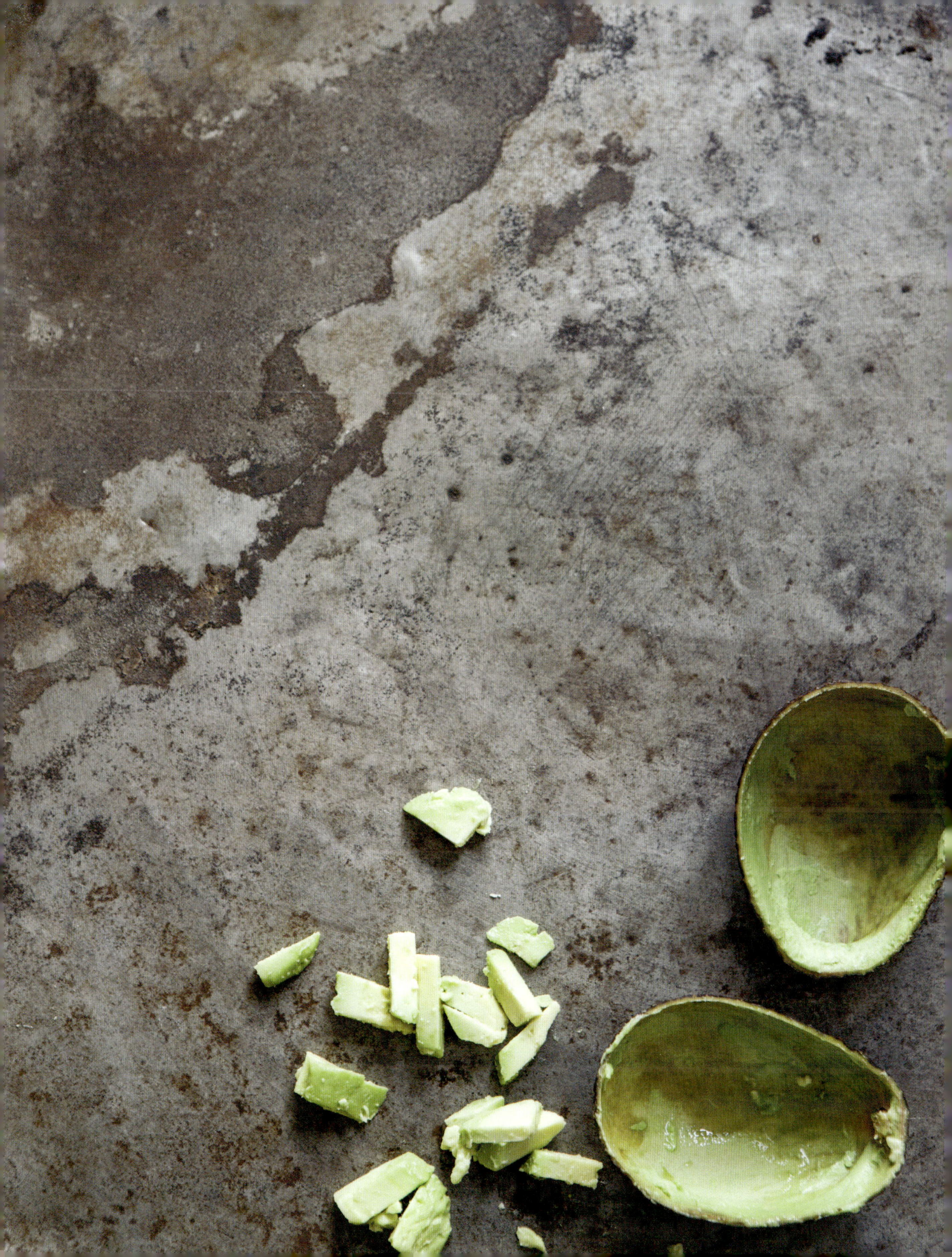

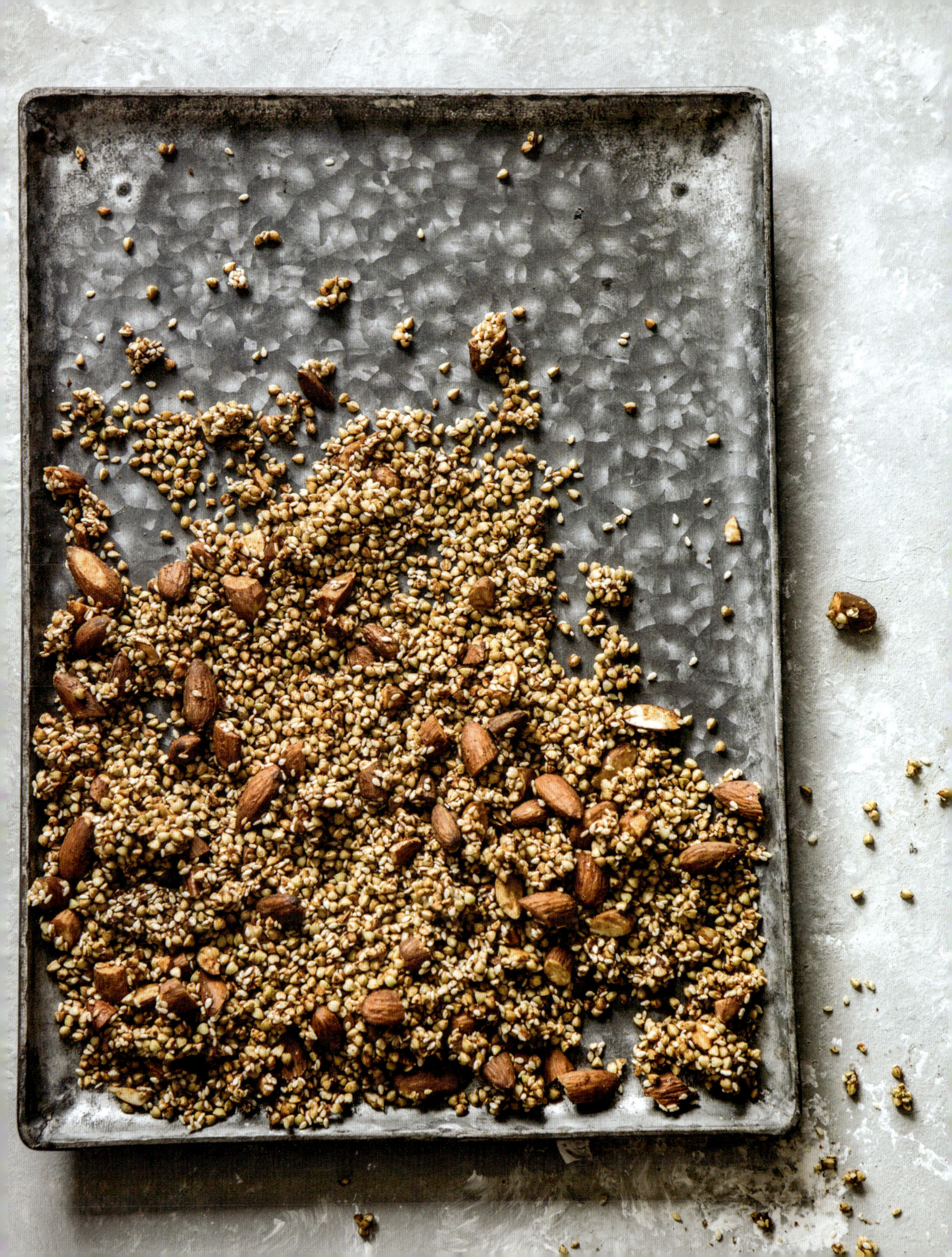

CRISPY BOEKWEITGRANOLA

VOOR 1 FLINKE VOORRAADPOT

Ingrediënten

450 g boekweit(zaadjes)
75 g sesamzaadjes
40 g amandelen, fijngehakt
1 el gemalen kaneel
¼ tl zout
½ vanillestokje, het merg
rasp van ½ sinaasappel
2 el kokosolie
3 el ahornsiroop
50 g ongezoete appelmoes

Benodigdheden

bakpapier, bakplaat, grote kom, kleine pan

Bereiding

1. Verwarm de oven voor tot 175 °C.
2. Bekleed een bakplaat met bakpapier.
3. Meng in een grote kom alle droge ingrediënten.
4. Verwarm de kokosolie in een kleine pan en voeg de ahornsiroop en appelmoes toe. Roer goed door.
5. Doe de natte ingrediënten bij de droge ingrediënten in de kom en meng opnieuw goed.
6. Verdeel de granola gelijkmatig over de bakplaat en bak in ongeveer 30-40 minuten goudbruin en knapperig. Schep het mengsel na 20 minuten even om en herhaal dit vervolgens elke 5 minuten.

TIP Laat de granola eenmaal uit de oven op de bakplaat goed afkoelen, dan krijgt het nog meer bite.

VARIATIE Voor een wat zoetere granola meng je na het afkoelen gedroogd fruit erdoor. In stukjes gesneden gedroogde abrikozen of dadels zijn erg lekker, net als moerbeien, cranberry's en kokosflakes.

BOEKWEIT Boekweit is geen graansoort, maar het zaad van een kruidachtige plant. Het bevat meer eiwitten dan granen en is rijk aan aminozuren die het afweersysteem versterken, helpen bij het functioneren van de spieren en bijdragen aan weefselherstel.

TIP

Nieuwsgierigheid houdt jong. Blijf je verdiepen in de mogelijkheden, leer nieuwe dingen!

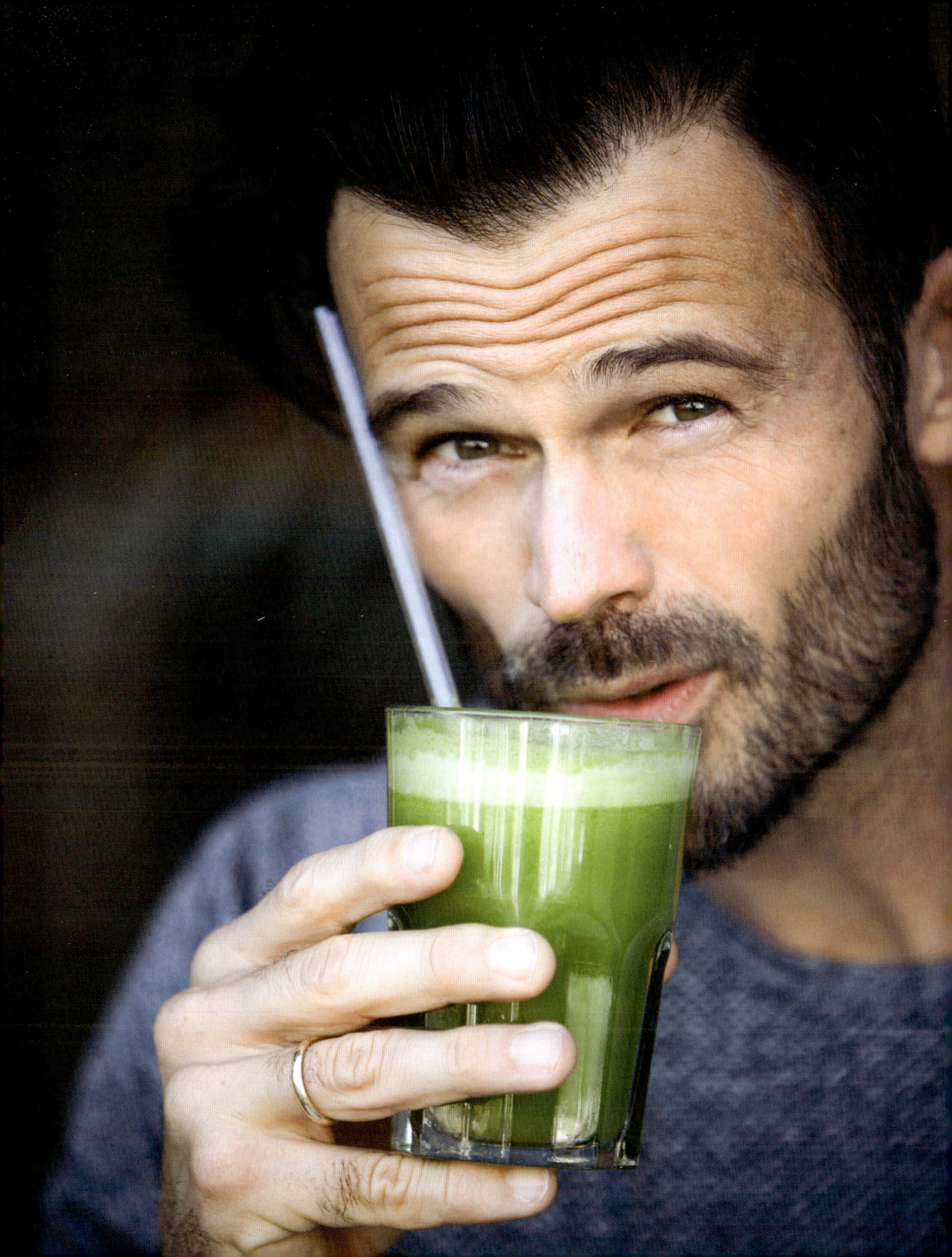

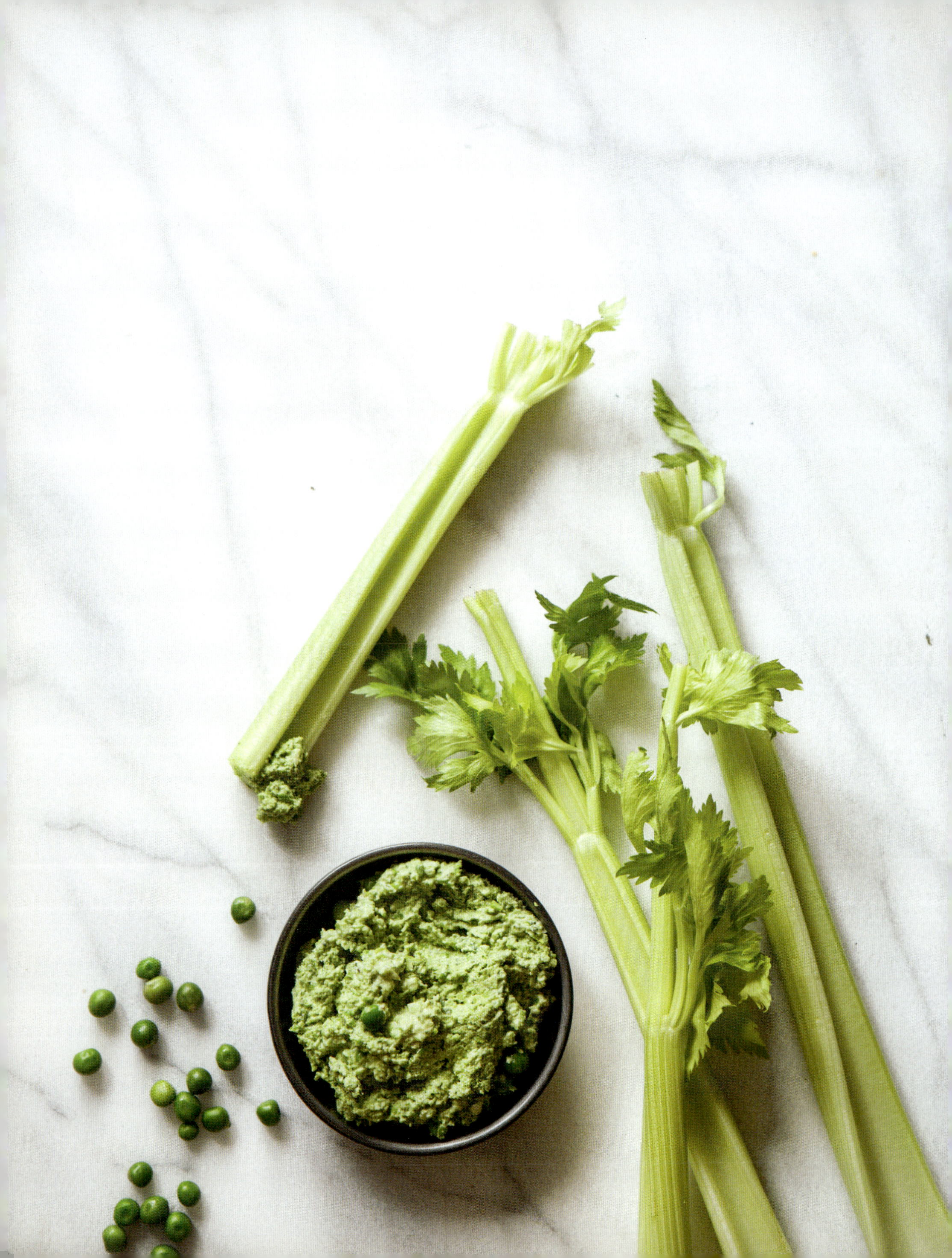

DOPERWTENDIP

VOOR 1 PERSOON

Ingrediënten

150 g doperwten,
vers gedopt of uit de diepvries
1 teen knoflook
2 el tahin
sap van ½ citroen
1 mespunt chilivlokken
1 mespunt gemalen komijn
5 blaadjes verse munt,
fijngehakt
zout en peper

Benodigdheden

stoompan, keukenmachine

Bereiding

1 Stoom de doperwten in ongeveer 2 minuten gaar in een stoompan. Spoel ze direct af met koud water.
2 Pel de teen knoflook en snijd in plakjes. Doe de knoflook samen met de gestoomde doperwten – houd 1 eetlepel doperwten apart –, tahin, het citroensap, de chilivlokken, komijn en munt in een keukenmachine en pulseer tot een gladde puree. Mocht de dip erg dik zijn, voeg dan 1 eetlepel water toe. Breng op smaak met zout en peper.
3 Schep de eetlepel doperwten door de puree, dat geeft de dip een verrassende bite.

VARIATIE Deze dip is lekker bij gebakken witvis, zoals zeebaars of kabeljauw. Ook lekker als dip met groentesticks of op zuurdesemtoast belegd met komkommer en tuinkers.

DOPERWTEN Doperwten bevatten meer plantaardige eiwitten dan veel andere groenten en ze zitten tjokvol antioxidanten.

ANANASJUICE MET MUNT EN KOMKOMMER

VOOR 2 GLAZEN

Ingrediënten

¼ ananas
½ limoen
½ komkommer
1 stengel bleekselderij
5 blaadjes verse munt

Benodigdheden

slowjuicer, 2 glazen

Bereiding

1 Schil de ananas en verwijder de harde kern. Schil de limoen. Snijd het vruchtvlees van de ananas, limoen en komkommer in stukken en de bleekselderij in plakjes die in de slowjuicer passen.
2 Doe alle ingrediënten na elkaar in de slowjuicer.
3 Roer het sap even goed door en schenk in de glazen. Lekker met wat ijsklontjes voor een koele juice.

ANANAS Het hoge vitamine C-gehalte van ananas is goed voor het centrale zenuwstelsel en het immuunsysteem. Bromelaïne, een krachtig enzym in ananas, heeft een heilzame werking bij bepaalde ontstekingskwalen. De meeste bromelaïne bevindt zich in de stugge kern van de vrucht, die meestal wordt weggegooid, maar bij heel rijpe vruchten wel eetbaar is. Ook werkt dit enzym bevorderlijk voor de spijsvertering, met name in combinatie met proteïnerijk voedsel.

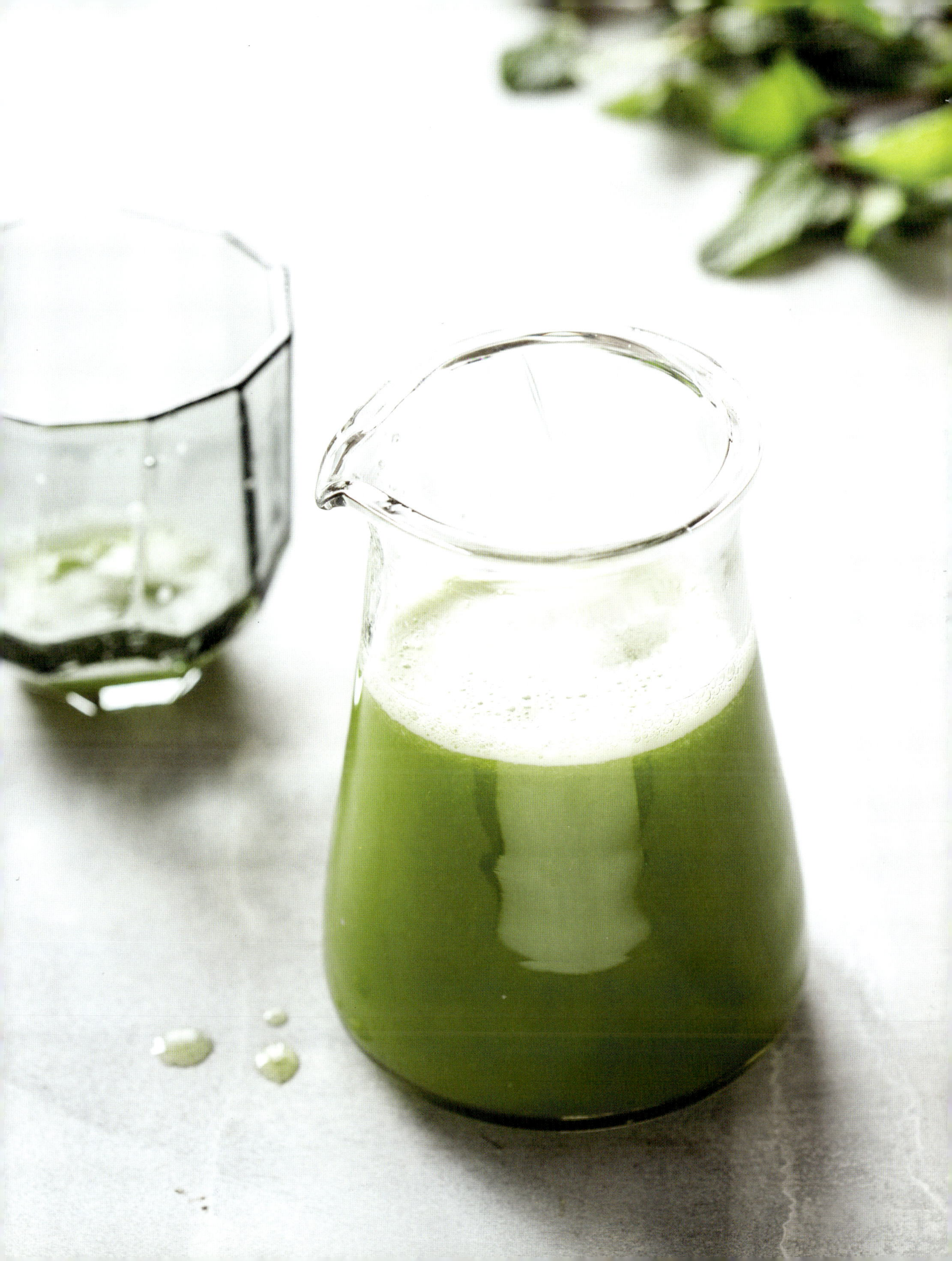

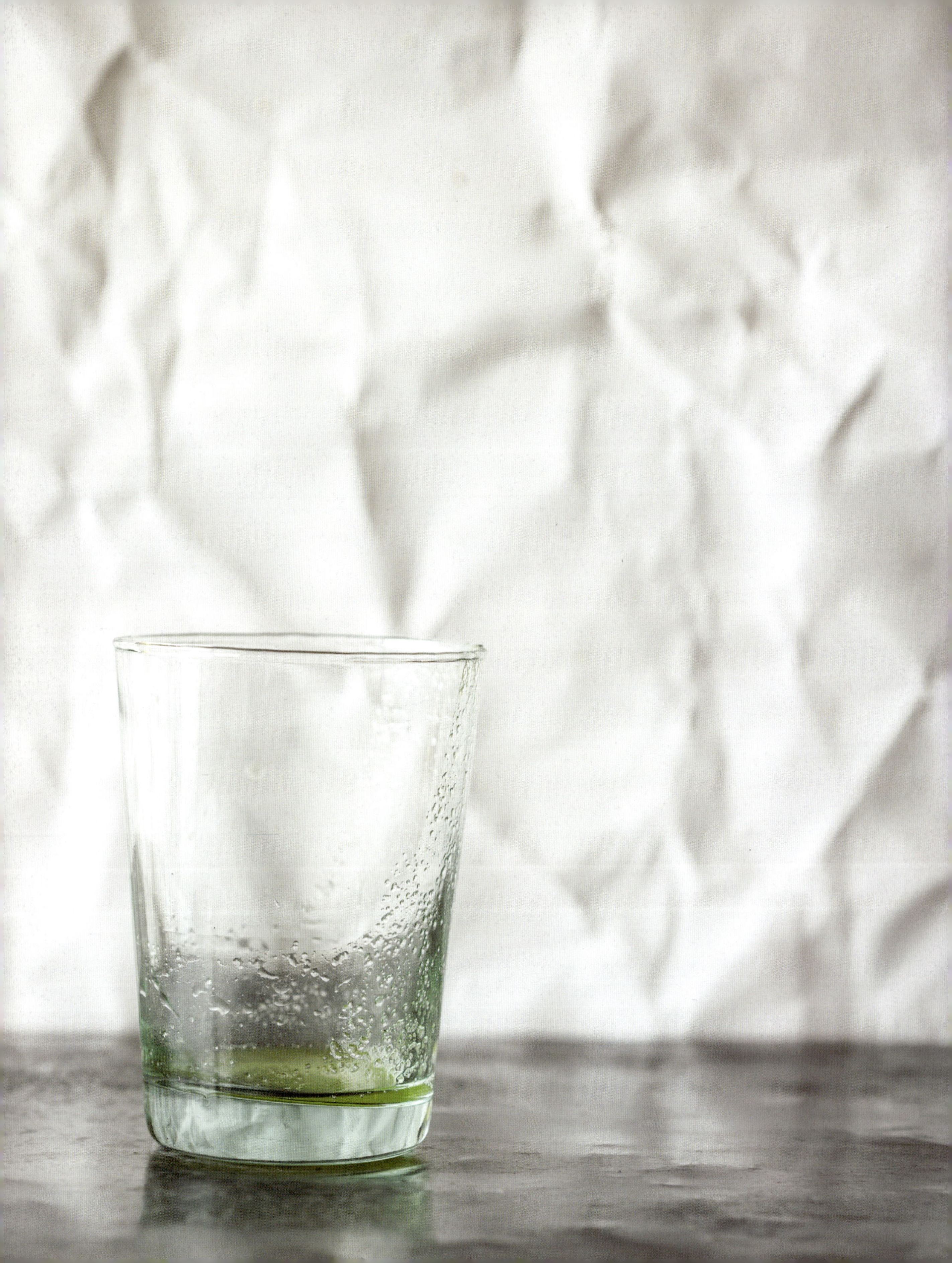

TIP

Wie als veertiger en vijftiger veel beweegt, plukt daar een kwart eeuw later nog de vruchten van.

CORE BUSINESS

SCHEMA

SET 1 Plank hoog
SET 2 Plank laag
SET 3 Plank, leg raises
SET 4 Crunches
SET 5 Supermans
SET 6 Scissors up and down
SET 7 Scissors sideways

Je core, het hele middendeel van je lichaam, is op alle leeftijden van belang. Het bepaalt je postuur en is een beetje het centrum van je kracht. Een sterke core maakt de kans op blessures kleiner. Dus naarmate je ouder wordt, wordt het nog belangrijker om aandacht te schenken aan dat belangrijke middenstuk van je lichaam; de buikspieren, het middenrif en je rug. Dit schema kun je heel goed in je dagelijkse routines opnemen, thuis of in de gym. Bijvoorbeeld als warming-up voordat je aan je meer uitgebreide training begint. Maar als je genoeg herhalingen doet, en je de posities lang vasthoudt, heb je er als training meer dan voldoende aan, zonder er nog iets achteraan te hoeven doen.

Zorg ervoor dat je de rug goed tegen de grond houdt bij de oefeningen waar je op je rug ligt, en gebruik je handen voor een stabiele houding. Wees voorzichtig met je rug!

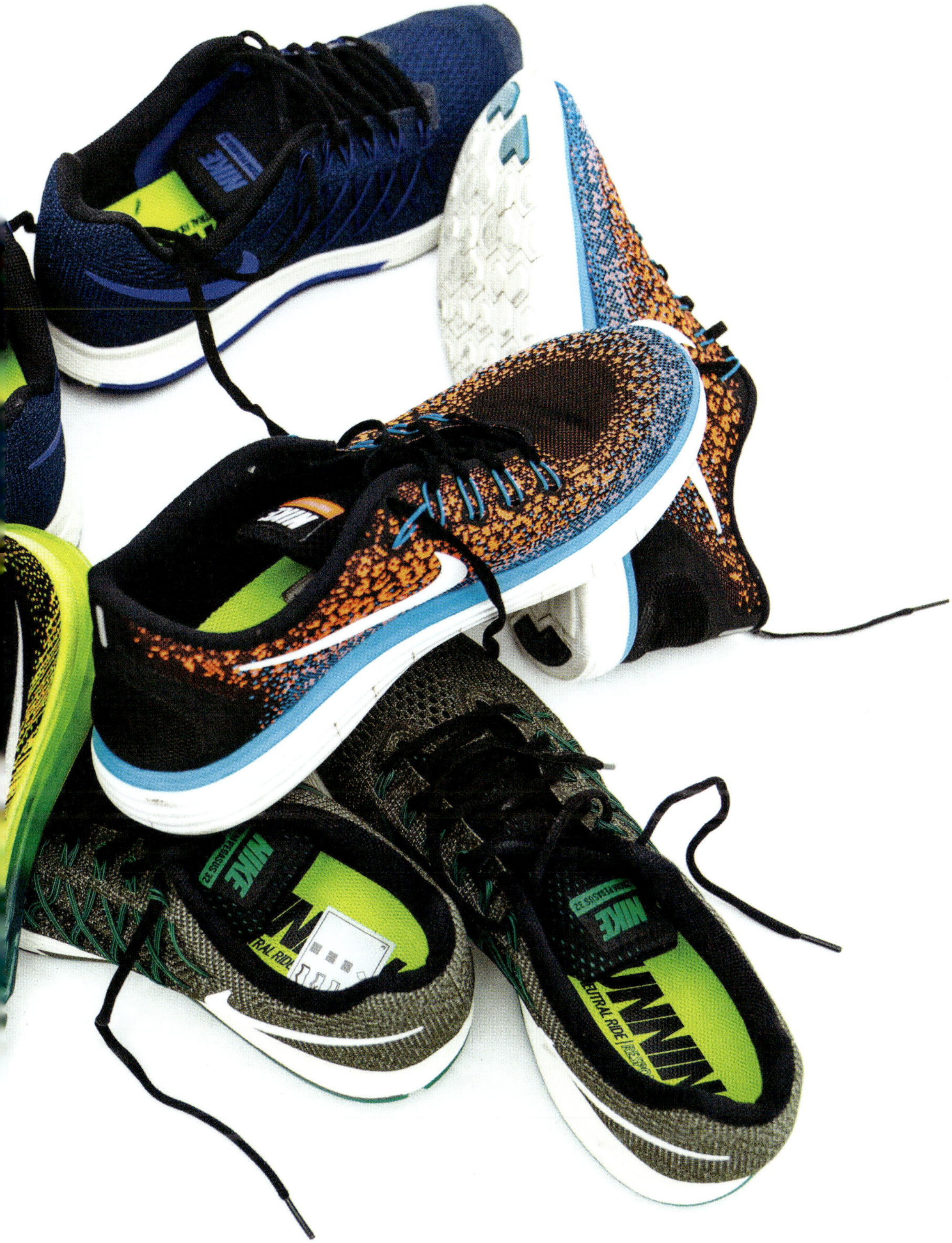
NIKE

PLANK HOOG + PLANK LAAG

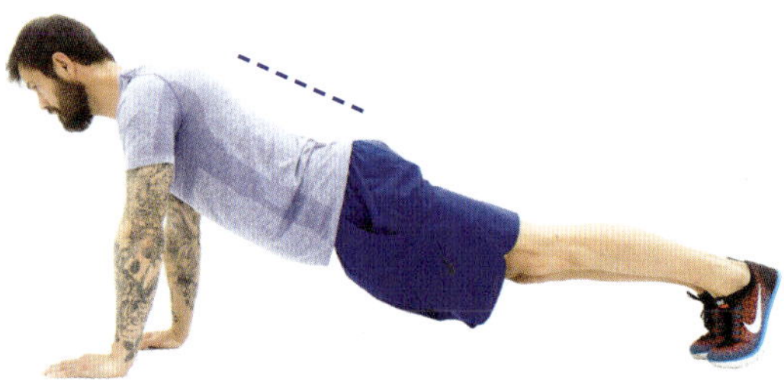

PLANK HOOG

Denk aan rechte lijnen. Het heet niet voor niets een plank. Strek je armen, span je buik- en bilspieren goed aan, duw je hakken naar achteren.

TIP Mijn plank is hier wat slordig, hoe rechter hoe beter!

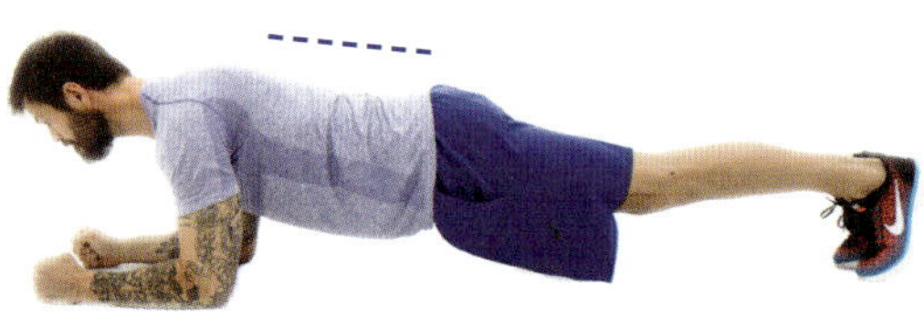

PLANK LAAG

Precies hetzelfde als de hoge plank, maar nu op je ellebogen.

PLANK, LEG RAISES

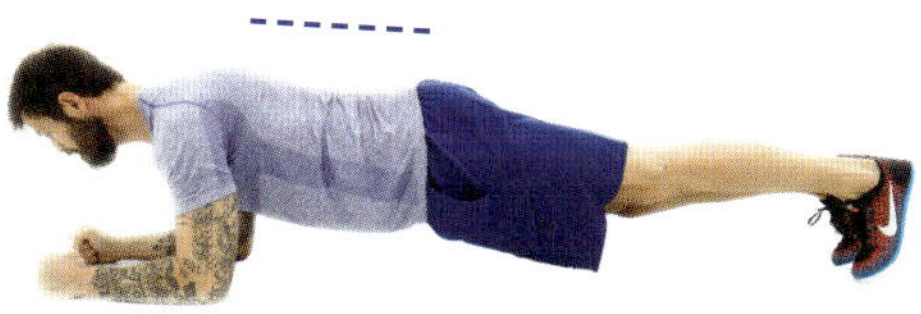

STAP 1

Vanuit de plankpositie breng je een voor een je benen omhoog. Houd de bewegingen kort én recht. Zorg dat je alle spieren aan blijft spannen.

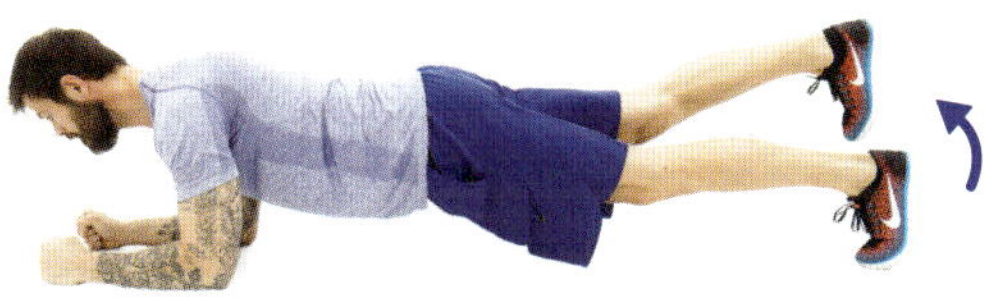

STAP 2

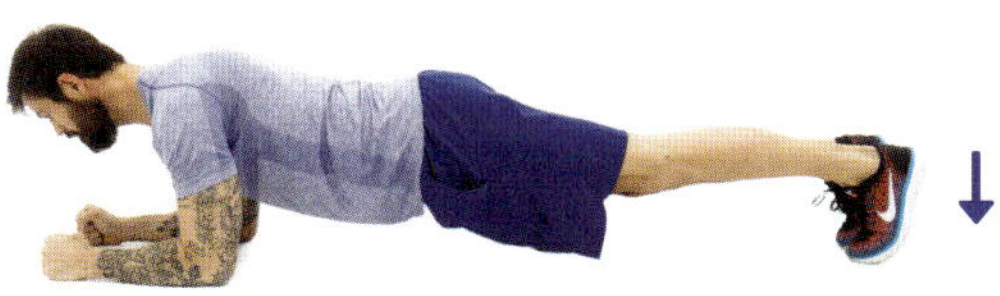

STAP 3

Wissel telkens van been.

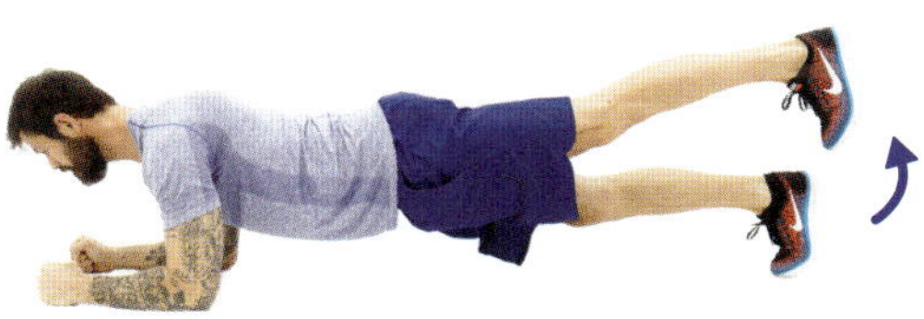

STAP 4

Met deze oefening geef je de bilspieren extra op hun donder.

CRUNCHES

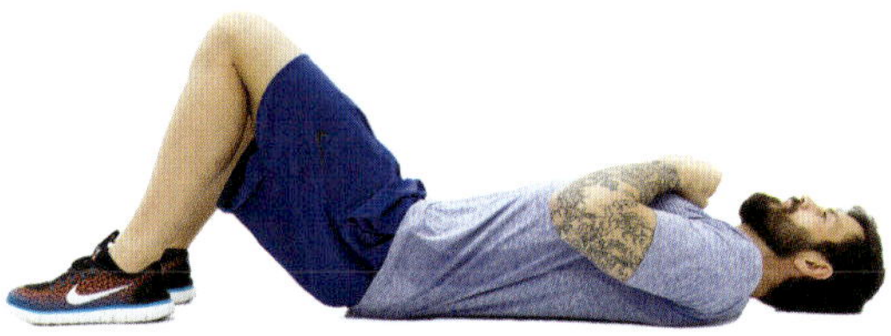

STAP 1

Plaats je voeten naast elkaar, knieën omhoog, en houd je gehele bovenlichaam tegen de grond gedrukt. Plaats je armen op je borst.

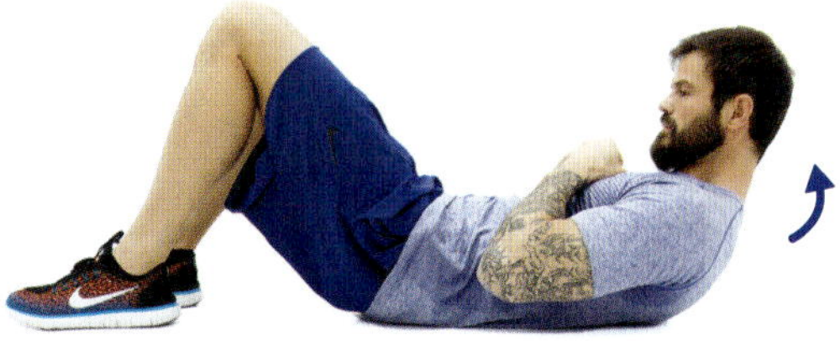

STAP 2

Krul je schouders omhoog en span je buikspieren aan. Je maakt een crunch, geen sit-up, dus je onderrug blijft contact houden met de grond.

TIP Een ideale oefening om tijdens het televisie kijken uit te voeren; het nuttige met het aangename combineren.

SUPERMANS

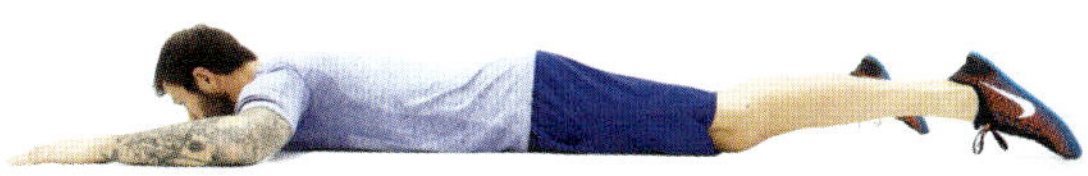

STAP 1

Ga op de grond liggen met je armen licht gebogen voor je.

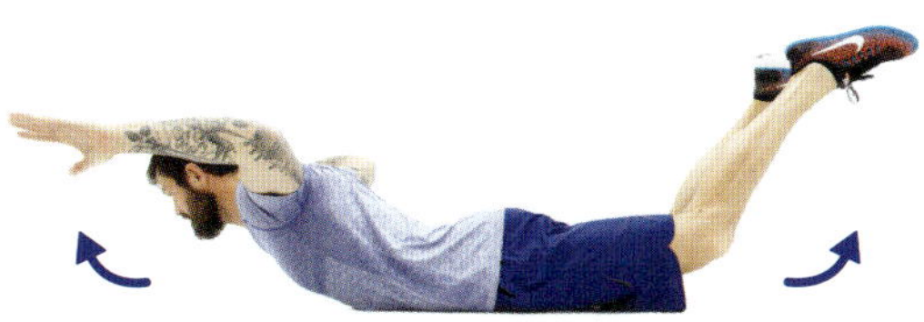

STAP 2

Breng je armen en je benen heel even van de grond, en laat ze direct beheerst weer dalen. Blijf deze beweging herhalen.

SCISSORS UP AND DOWN

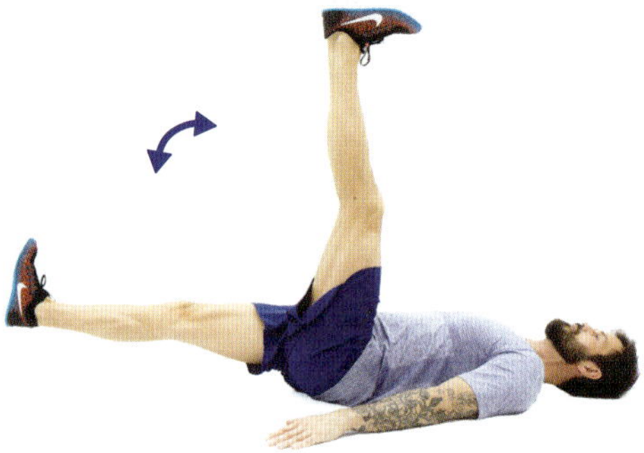

STAP 1

Denk aan de beweging van een schaar. Je benen blijven gestrekt, ze gaan om beurten omhoog en omlaag, tot vlak boven de grond.

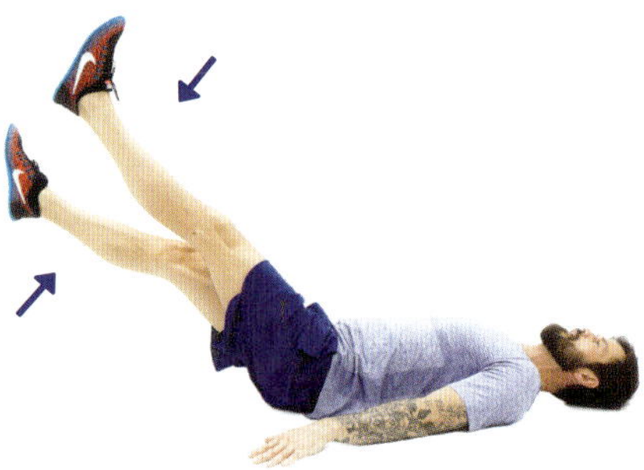

STAP 2

Zorg dat je onderrug contact blijft houden met de grond.

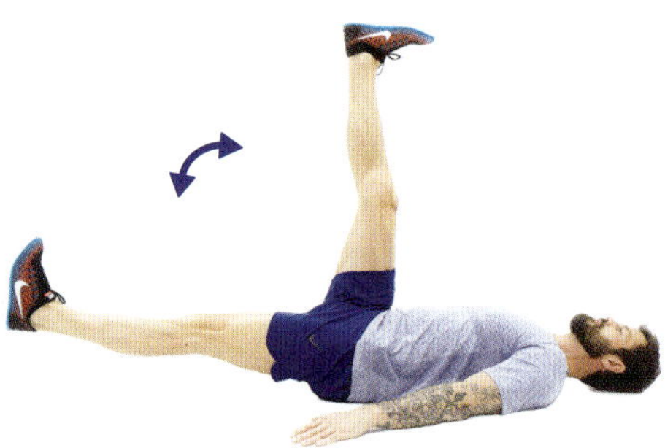

STAP 3

Gebruik je armen voor stabiliteit; houd ze naast je tegen de grond gedrukt.

SCISSORS SIDEWAYS

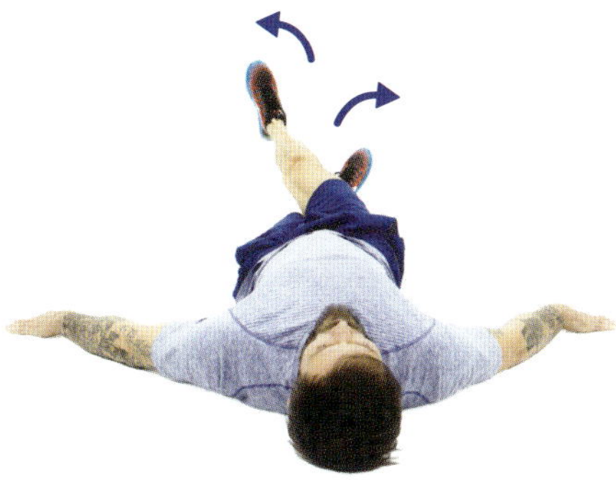

STAP 1

Je startpositie is hetzelfde als bij de Scissors up and down, maar beweeg nu je benen zijdelings in plaats van op en neer.

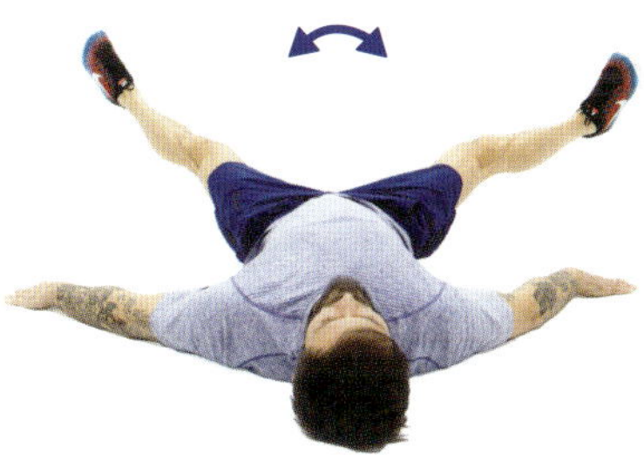

STAP 2

Wissel af in het kruisen van de benen. De ene keer links bovenlangs, de andere keer rechts.

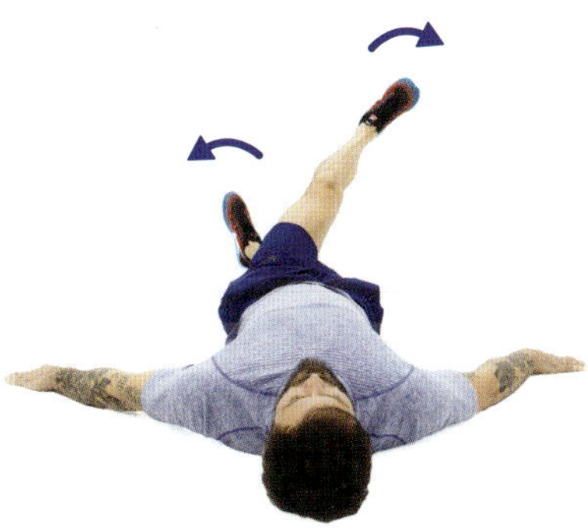

STAP 3

Probeer de beweging ook eens heel snel en kort te maken, vlak boven de grond. Zo voel je de buikspieren snel branden.

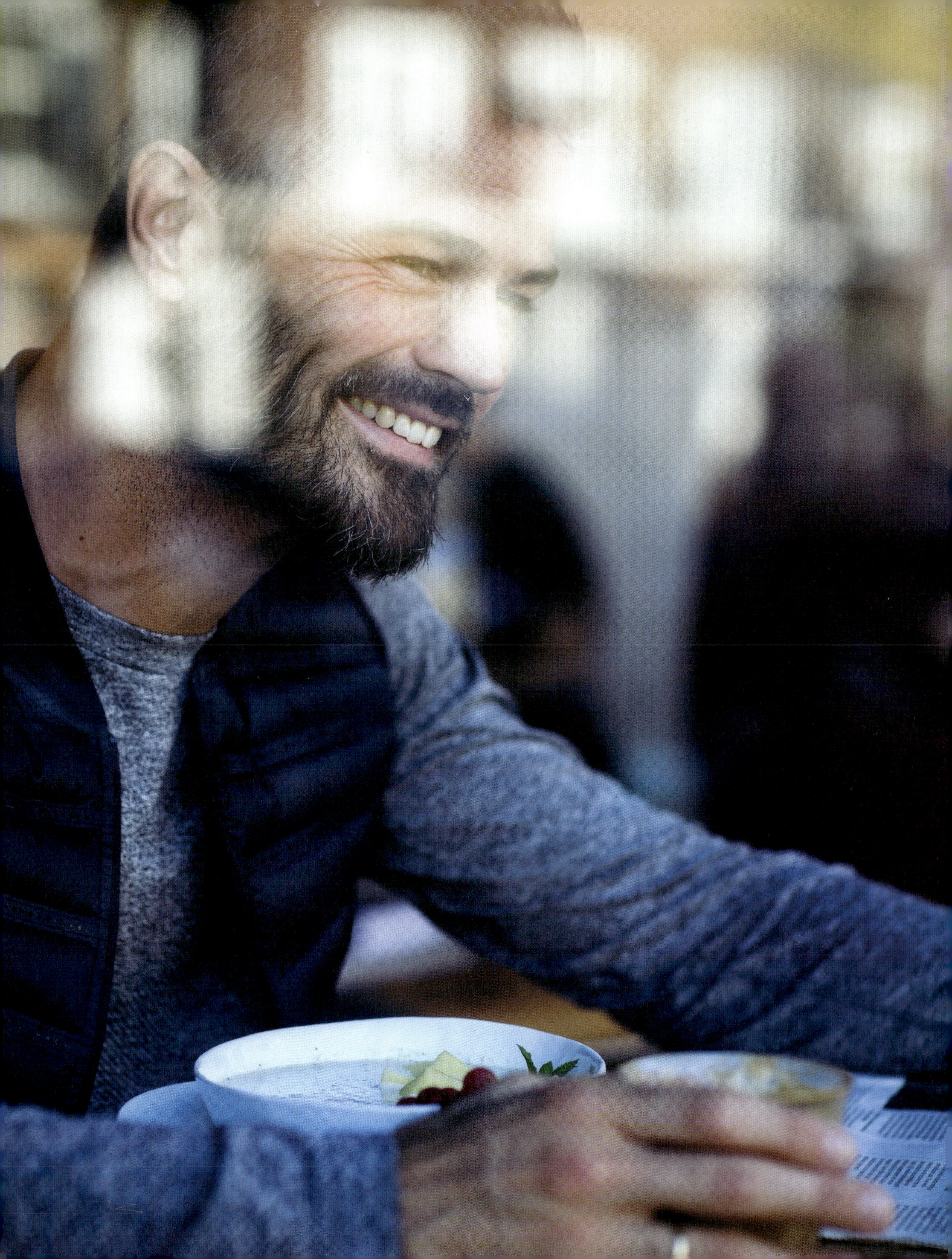

7

VOLHOUDEN

Je hebt je ingeschreven bij een sportschool en bent er vol enthousiasme tegenaan gegaan. Die eerste week geniet je zelfs van de spierpijn. Je voelt je energiek, bent blij met jezelf en vertelt iedereen om je heen over het pure geluk dat trainen heet! Maar na een paar weken of maanden ga je wat minder vaak trainen. Die oefeningen ken je nu wel. Je gaat een week niet trainen, dan gaat een periode van twee weken trainingsloos voorbij en voordat je het weet ben je terug bij af, jezelf zoet houdend met de gedachte dat je 'op een gegeven moment wel weer gaat beginnen'.

Herkenbaar? Om fit te zijn, is consistentie belangrijk. Drie weken drie keer per week sporten heeft niet zo gek veel zin als je vervolgens drie maanden niks meer doet. Maar als je erin slaagt om in periodes waarin je weinig energie hebt toch een keer – al is het maar een keer in de week – te gaan trainen, houd je nog iets vast van wat je eerder hebt opgebouwd.

In dit hoofdstuk vertellen trainers van Vondelgym hoe zij het trainen volhouden en vooral spannend, uitdagend en leuk.

Het panel

'OP EEN GEGEVEN MOMENT WORDT HET SAAI.'

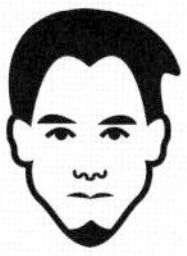

JAY

'Sport met andere gemotiveerde mensen. Als er mensen zijn die op je wachten en je verantwoordelijk houden, is er meer druk om te gaan. Dat vind ik zelf zo mooi aan Crossfit. Je bent onderdeel van een community. Die community is per gym of box verschillend. Dat is vergelijkbaar met een clubgevoel. Het moet goed voelen en bij je passen. De feedback die ik vaak van Crossfitters krijg, is dat dit de eerste keer is dat ze het sporten niet alleen kunnen volhouden, maar ook nog eens leuk vinden en het bewust inplannen!

Mijn tweede tip: besef dat je nergens heen hoeft om te bewegen. Je hebt een lichaam, gebruik het! Geen tijd om naar de gym te gaan of te rennen in het park? Doe thuis push-ups, squats, burpees, stretches, sit-ups, yoga, en ga zo maar door. Wees creatief! Er is online veel informatie te vinden. Zorg dat je elke dag beweegt.'

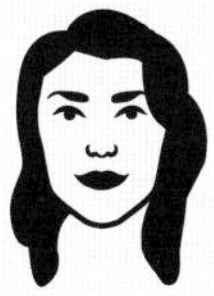

VALENTINE

'Het begint allemaal met het omschrijven van een duidelijk en meetbaar doel, zodat je weet wat je te doen staat. Dat doel behalen! Vervolgens kun je tussendoelen stellen om stap voor stap je einddoel te behalen. Of het nodig is om je wekker ver van je bed te zetten voor een ochtendwork-out of andere kleine ingrepen, dat ligt er maar net aan wat jij persoonlijk wilt bereiken.'

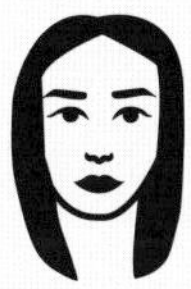

FRANZISKA

'Ik gebruik visualisatietechnieken. Ik zie voor me wat ik zou willen kunnen. Mezelf voorstellen dat ik dat kan – bijvoorbeeld een eenarmige handstand –, helpt me vaak al door een mentale blokkade heen. En door speels te trainen, zonder duidelijk, vooropgesteld doel, houd ik mezelf gemotiveerd. Ook al train ik vaak alleen, ik houd van de energie van een groep of van de motivatie die iemand anders me geeft. Plan je volgende training met bijvoorbeeld een enthousiaste vriend, zodat je de ervaring met iemand kunt delen, elkaar kunt motiveren en een beetje lol met elkaar kunt hebben! Probeer dit iedere week te doen.'

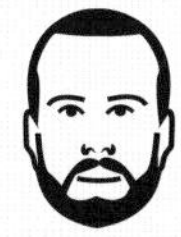

MIKE

'Ga zo nu en dan eens terug in de tijd door naar oude foto's of logboeken te kijken. Hoe verder je komt met trainen hoe kleiner de progressie zal zijn en hoe minder je het gevoel hebt dat je nog progressie boekt. Door geregeld terug te kijken zie je welke vooruitgang je hebt geboekt, blijf je gefocust, kun je evalueren en eventueel weer bijsturen.'

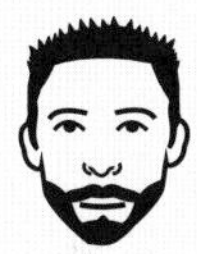

SEFTON

'Je hebt een ideaal nodig, niet alleen een doel. Doelen hebben is goed, maar zie ze vooral als prestaties. Het ideaal is veel meer dan dat. Dat is wat je laat doorzetten op de momenten dat je eigenlijk wilt stoppen. Ik ga je niet vertellen wat het voor mij is, omdat het belangrijk is dat jij je eigen hogere doel bepaalt. Het moet bijzonder zijn, iets wat het vuur in je laat ontbranden als je eraan denkt. En je moet dit dagelijks voor ogen houden, omdat dit ervoor zorgt dat je iedere keer net iets meer uit jezelf haalt.'

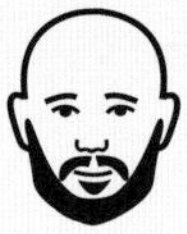

KLAAS

'Zorg voor variatie, elke training opnieuw. Als ik tijdens een trainingscyclus voor een marathon vijf dagen in de week zes keer hetzelfde rondje in hetzelfde tempo zou lopen, zou de verveling snel toeslaan. Afwisseling houdt het leuk. Als je de ene dag een intervaltraining hebt gedaan, ga dan de volgende keer lekker rustig je kilometers maken, dat is net zo goed training. Ook helpt het mij om een schema te hebben. Op de dagen dat je niet zoveel zin en inspiratie hebt, biedt zo'n schema houvast en hoef je het zelf allemaal niet te bedenken. De kick als je toch getraind hebt, terwijl je totaal geen zin had, is extra groot. Dat geeft je ook weer motivatie om verder te gaan!'

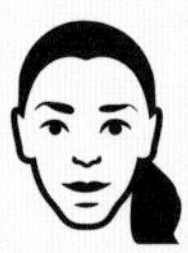

BRENDA

'Als iets saai wordt dan zou ik me eerst afvragen hoe dat komt. Heb je er geen plezier meer in? Is je uitdaging weg? Is het tijd voor een nieuwe sport? Ga bij jezelf te rade en ga daar dan mee aan de slag.'

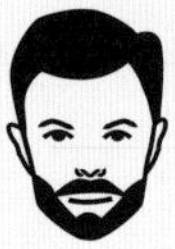

ARIE

'De wijze waarop je traint is een weerspiegeling van je karakter. Als je leert volhouden in de gym, gaat dat je ook in de rest van het leven lukken. Daarom is het belangrijk dat je doelen stelt, en steeds weer de grenzen op blijft zoeken. Ik wissel zelf elke zes weken van schema, waardoor ik steeds weer nieuwe doelen moet zien te behalen. Daarnaast heb ik veel aan afwisseling. Ik verras mijn lichaam steeds met nieuwe oefeningen en disciplines. En yoga is voor mij een belangrijke factor om vol te houden. Mijn lichaam wordt soepeler, dat helpt weer met andere takken van sport.

Ik geloof dat een van de redenen dat mensen niet volhouden altijd weer die maandag-woensdag-vrijdagmentaliteit is. Wanneer je alleen op die dagen traint en er een keer iets tussenkomt, ben je direct uit je ritme. Ik geloof dat je beter elke dag kunt bewegen, al is het maar een halfuur. En je zult zien dat het op een gegeven moment zo in je routine is geslopen, dat het steeds makkelijker wordt. Net als andere dagelijkse routines, zoals tandenpoetsen, douchen, aankleden. Kortom, neem een vorm van beweging of sport op in je dagelijkse routines!'

TIPS

Heb je een kantoorbaan en zit je dus veel, zet dan een timer die elke 20 minuten afgaat. Als het alarm klinkt, let je op je houding en ga je goed (rechtop) zitten. Doordat je je houding zo voortdurend corrigeert, krijg je minder last van je nek, schouders en rug.

Leg je wekker buiten handbereik van je bed.

Train volgens een schema en houd bij wat je doet.

YouTube is een onuitputtelijk bron van inspiratie. Bekijk inspirerende video's!

Volg op social media mensen die jou inspireren en motiveren.

Je uiterlijk verandert als gevolg van wat je doet, maar laat dat nooit je doel op zich zijn.

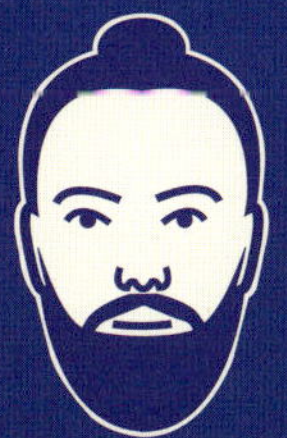

MARVIN

'Het is heel begrijpelijk als je het trainen op een gegeven moment saai vindt worden, de uitdaging mist. Het is dan tijd voor aanpassing! Waarom is het saai? Wat was je doel? Is dat nog steeds zo of moet je de lat hoger leggen? Wat moet je doen om je doel te behalen? Vervolgens is het aan de trainer om de weg naar de aanpassing te begeleiden.'

TIP

Leg de avond voor je wilt gaan trainen je spullen klaar. Hoe minder handelingen je hoeft te verrichten voor je de deur uit bent, hoe makkelijker het is om te gaan.

Persoonlijk verhaal

DICK & RICK (75 EN 54)

'Rick Hoyt werd in 1962 geboren met een flink aantal beperkingen. Zijn hersenen hadden te weinig zuurstof gekregen, hij kwam zwaar spastisch ter wereld.'

'Artsen adviseerden zijn ouders, Dick en Judy, hun kind te institutionaliseren; Rick zou nooit in staat zijn een normaal leven te leiden. Hij kon niet spreken, niet lopen en had bijzonder veel zorg nodig. Maar Dick en Judy zagen dat hun zoontje hen met z'n ogen door de kamer volgden, wanneer ze langs zijn bedje liepen. Hij kreeg dus wel degelijk iets mee. Ze weigerden te geloven dat hun zoon niet in staat was te leren, zijn ogen waren zó scherp. Wat als Rick wel degelijk in staat was te communiceren, en misschien zelfs op zijn eigen manier te leren?

Na een lange weg vol strijd tegen instanties, tegen vooroordelen en andere vormen van tegenslag mocht Rick uiteindelijk het reguliere schoolsysteem in. Een team van specialisten op de regionale universiteit had inmiddels een apparaat ontwikkeld waarmee Rick kon "praten", door letter voor letter te selecteren via een knikje met zijn kin. Vol verwachting keken Dick en Judy naar hun zoon, terwijl hij langzaam tot zijn eerste woorden kwam. Geen "hi mam en pap". Nee, de eerste woorden van Rick Hoyt waren "Go Bruins!", een aanmoediging voor het ijshockeyteam van Boston dat op dat moment in de finale van het nationaal kampioenschap stond.

Een sportliefhebber dus, zoveel was duidelijk. In huize Hoyt werden alle wedstrijden bekeken, de ogen van Rick glommen van plezier tijdens die momenten, al zou hij zelf nooit kunnen sporten. Maar inmiddels zat hij wel op school en toen een LaCrosse-speler van het schoolteam verlamd raakte, zei Rick tegen zijn vader dat hij in diens plaats mee wilde doen aan een benefietwedstrijd om geld in te zamelen voor medische zorg: 5 kilometer hardlopen. Dick Hoyt was inmiddels met pensioen, na 37 jaar trouwe dienst in het Amerikaanse leger. Zijn conditie was niet meer optimaal, hij voelde zich oud en te dik, maar pakte voor zijn zoon toch de handschoen op en rende met Rick hun eerste race.

De reacties van het publiek langs de weg toen Rick langskwam in een rolstoel geduwd door zijn vader en het respect van de andere hardlopers, gaf zo'n ongekende voldoening, zo'n trots gevoel van overwinning, dat ze besloten zich direct in te schrijven voor een volgende wedstrijd. Inmiddels hebben ze er meer dan duizend volbracht. Marathons, triatlons en zelfs een handvol IronMan-races, waarbij Rick in een rolstoel, een fietskar en een bootje wordt voortgeduwd en getrokken door zijn vader, die en passant een ijzersterke conditie opbouwde en steeds als hij het even te zwaar vond in de fonkelende ogen van zijn zoon keek, die kirrend van plezier in de bak voor hem lag. "Als we meedoen aan die races, heb ik even het gevoel dat ik niet gehandicapt ben," vertelde hij zijn vader vaak.

Dick Hoyt is inmiddels 76, Rick bijna 54. Zo nu en dan doen ze nog steeds mee aan een hardloopwedstrijd. En ze zijn voorlopig nog niet van plan te stoppen.'

PASTA MET BROCCOLI EN PIJNBOOMPITTEN

VOOR 2 PERSONEN

Ingrediënten

250 g kalkoenfilet
300 g broccoli
150 g volkorenpasta
1 snufje zout
2 el olijfolie
1 chilipeper fijngehakt
2 tenen knoflook, fijngehakt
2 el Parmezaanse kaas, geraspt
60 g pijnboompitten, geroosterd
zout en peper

Benodigdheden

kookpan, koekenpan

Bereiding

1 Bestrooi de kalkoenfilet met zout en peper.
2 Blancheer de broccoli 3 minuten in een pan met kokend water. Giet af en spoel de broccoli onder zacht stromend, koud water om het kookproces te stoppen. Snijd de broccoli in grove stukken.
3 Kook de volkorenpasta al dente volgens de aanwijzingen op de verpakking in een pan met kokend water en een snuf zout.
4 Giet ondertussen de olijfolie in een koekenpan. Bak de chilipeper en de knoflook tot de knoflook begint te geuren. Voeg de kalkoenfilet toe en bak deze goudbruin en gaar. Voeg als laatste de broccoli toe en leg het deksel op de pan. Laat een paar minuten op laag vuur staan.
5 Giet de pasta af en houd 2 eetlepels kookvocht achter. Doe de pasta bij de broccoli in de koekenpan met de Parmezaanse kaas en pijnboompitten. Meng goed en breng verder op smaak met zout en peper. Dien het gerecht direct op.

VARIATIE Je kunt tevens een pesto maken van gestoomde broccoli, ook erg lekker bij deze pasta! Doe 50 gram Parmezaanse kaas, in stukken gesneden, in de kom van een keukenmachine en druk een paar keer op de pulsknop. Voeg 150 gram gestoomde broccoli, 1 knoflookteen en 50 gram geroosterde en afgekoelde pijnboompitten toe. Zet de keukenmachine aan en giet er langzaam 50 milliliter olijfolie bij. Breng de broccolipesto op smaak met peper en zout.

BROCCOLI Broccoli bevat stoffen die het immuunsysteem en het geheugen ondersteunen. Het is rijk aan vitamine A, C, K en foliumzuur en levert mineralen zoals magnesium, kalium, calcium, zink, koper en ijzer.

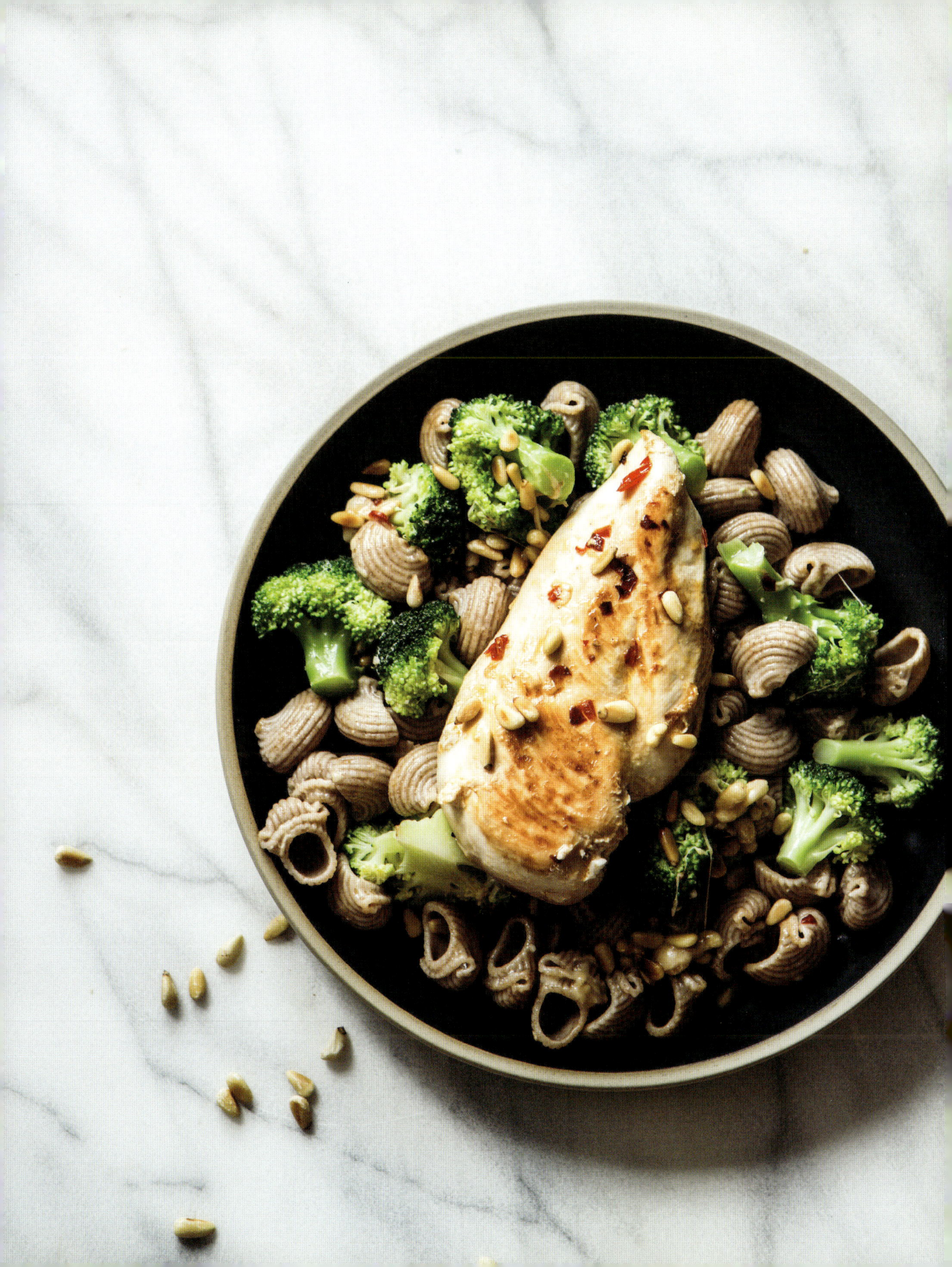

SPICY SHAKE

VOOR 2 GLAZEN

Ingrediënten

150 g zoete aardappel, geschild en in stukjes
olijfolie, om te besprenkelen
360 ml koude amandelmelk met vanillesmaak
1 schep eiwitpoeder
1 mespunt gemalen kruidnagel
1 mespunt gemberpoeder
1 mespunt gemalen nootmuskaat
1 dadel (Medjool)
ijsblokjes, naar wens

Benodigdheden

bakplaat, bakpapier, blender, 1 groot glas

Bereiding

1 Verwarm de oven voor tot 220 °C.
2 Bekleed een bakplaat met bakpapier. Leg de stukjes zoete aardappel op de bakplaat en besprenkel met een beetje olijfolie.
3 Rooster de aardappel minimaal 20 minuten in de oven of tot deze zacht is. Haal uit de oven en laat afkoelen.
4 Pureer de zoete aardappel met de overige ingrediënten in een krachtige blender tot een gladde shake.
5 Schenk in de glazen en drink direct op.

VARIATIE Je kunt in plaats van zoete aardappel ook pompoen gebruiken.

KRUIDNAGEL Kruidnagel is antibacterieel en werkt ontstekingsremmend dankzij de werkzame stof eugenol.

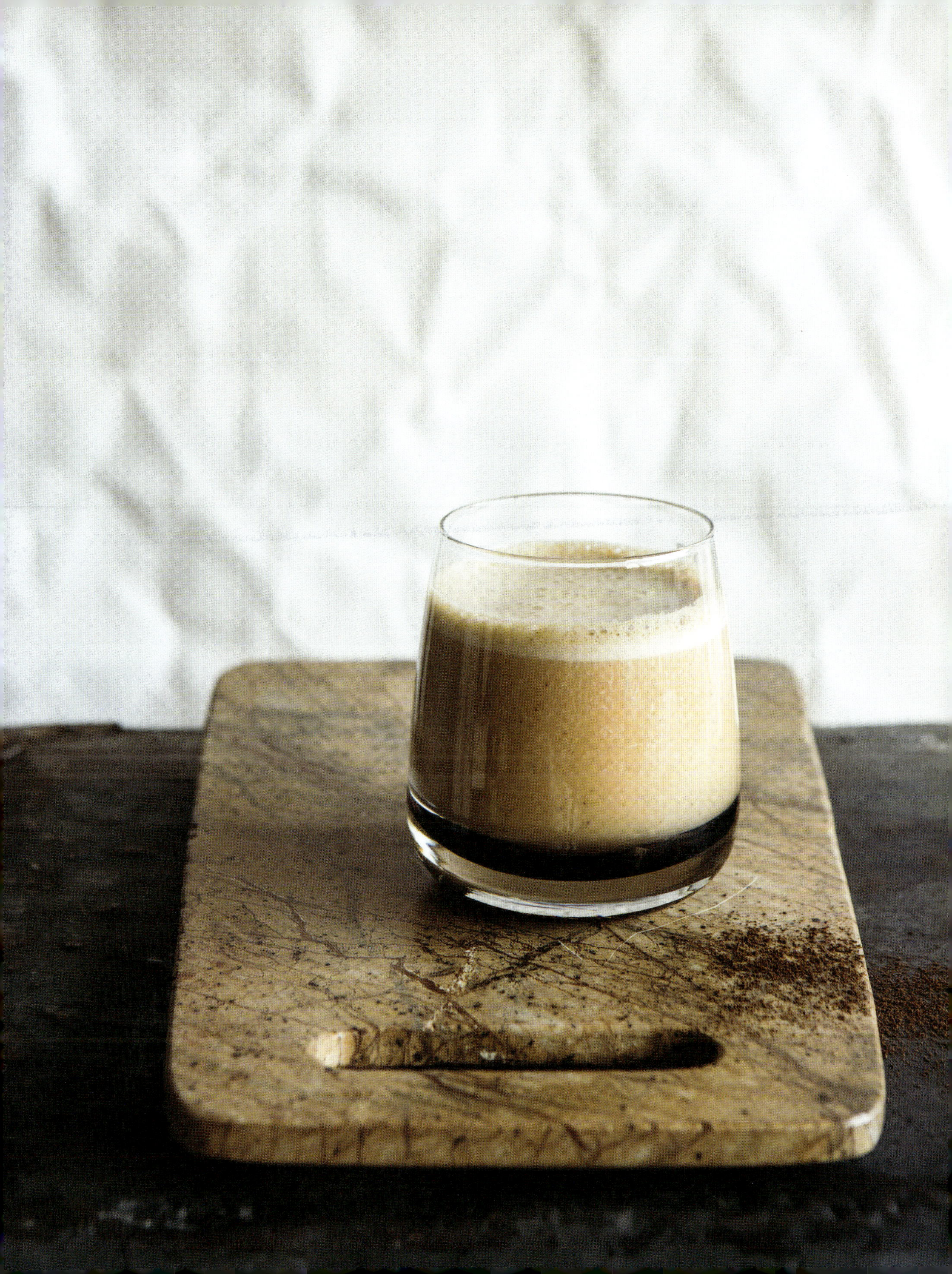

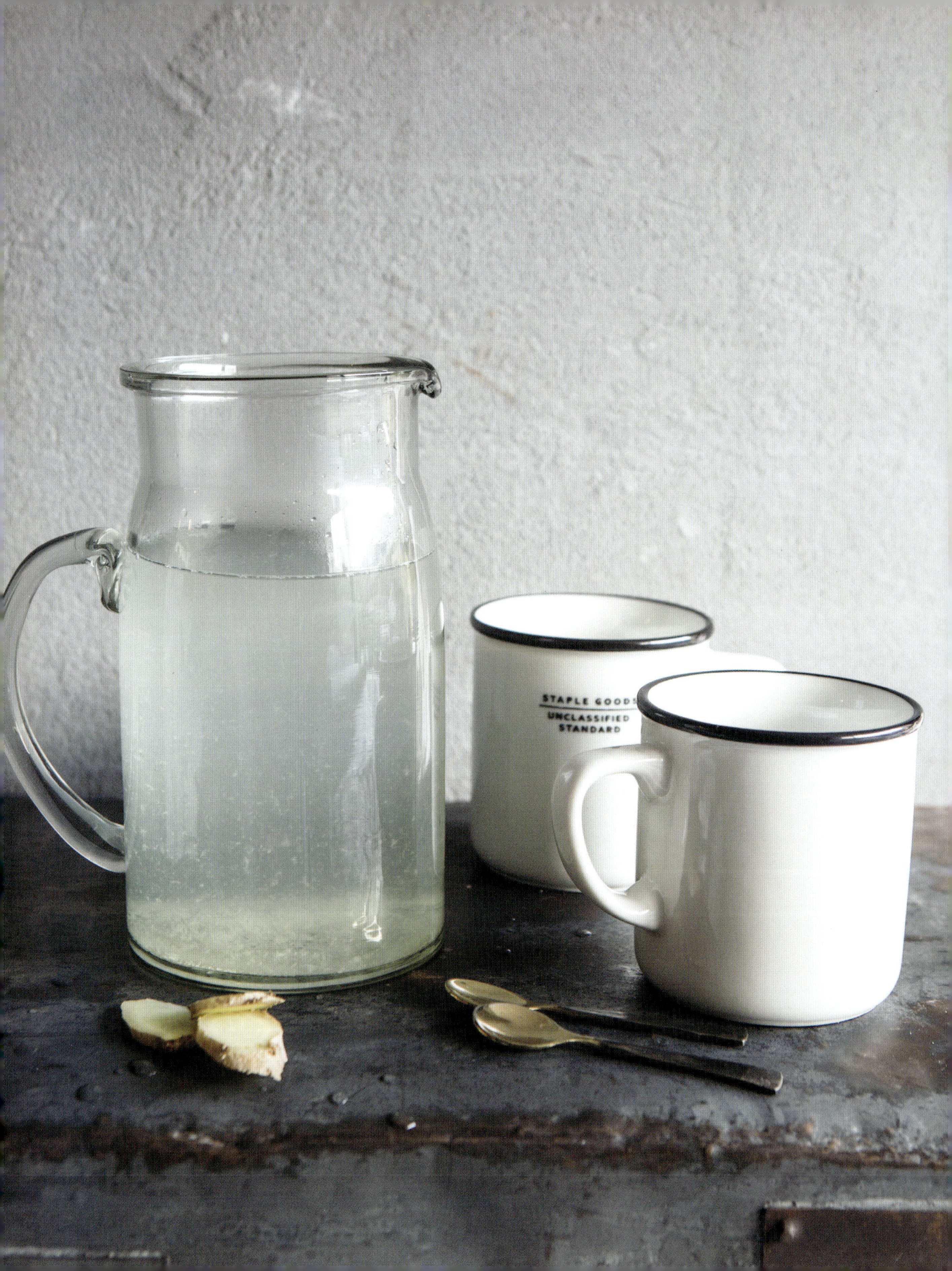
STAPLE GOODS
UNCLASSIFIED
STANDARD

VERSE GEMBERTHEE

VOOR 1 GLAS

Ingrediënten

3 plakjes gember
2 tl honing
1 el citroensap
250 ml gekookt water

Benodigdheden

theekop

Bereiding

1 Doe alle ingrediënten in een theekop en roer goed door.
2 Laat de thee 2-3 minuten trekken.

VARIATIE Het is natuurlijk mogelijk de hoeveelheden aan te passen. De één houdt namelijk meer van gember dan de ander, en weer iemand anders vindt een hele zoete thee weer lekkerder. Je kunt ook plakjes kurkuma in de thee doen en een schijfje sinaasappel toevoegen. Gaat je voorkeur uit naar een koude drank? Laat de thee dan afkoelen en voeg wat ijsklontjes toe voordat je de thee opdrinkt.

GEMBER Gember ondersteunt het immuunsysteem en kan behulpzaam zijn wanneer je verkouden bent of een griepje voelt aankomen.

TIP

Zorg voor een duidelijke planning: kies vaste trainingsdagen of vaste momenten, zodat je daaromheen kunt plannen en voldoende tijd hebt.

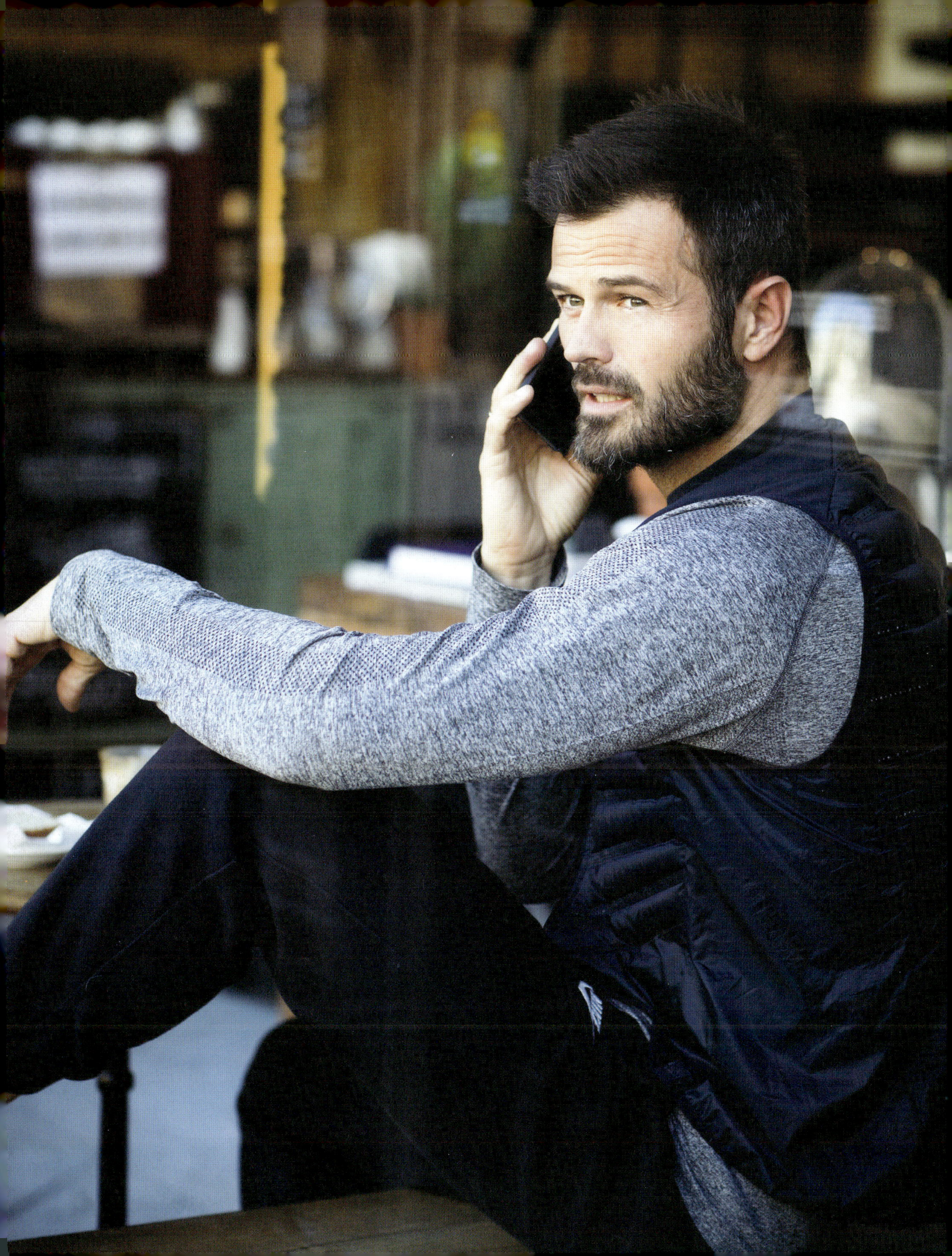

NEVER A DULL MOMENT

SCHEMA

SET 1 Plyometric push-ups
SET 2 Pistol squats
SET 3 Dumbbell shoulder press
SET 4 Jump ropes

Als je te vaak of te lang dezelfde dingen doet, wordt het saai. Dat geldt voor bijna alles in het leven, en zeker ook voor sport. Wissel af in wat je doet, blijf je lichaam verrassen. Dat kan door steeds weer andere disciplines te kiezen, of je week zo in te delen dat je de ene dag gaat voetballen, twee dagen ijzer tilt in de gym, een vierde dag naar yoga gaat en ergens nog een avond bokst. Of fietst. Of roeit, wandelt… nou ja, je begrijpt het wel. Maar je kunt ook afwisseling inbouwen in je trainingsschema, gewoon per training.

Dit schema doet denken aan het circuit uit het hoofdstuk Energie. Je doet de oefeningen rap achter elkaar, en rust alleen tussen de rondes door. Maar de oefeningen verschillen nog meer van elkaar, en je hebt er ook iets meer ruimte voor nodig.

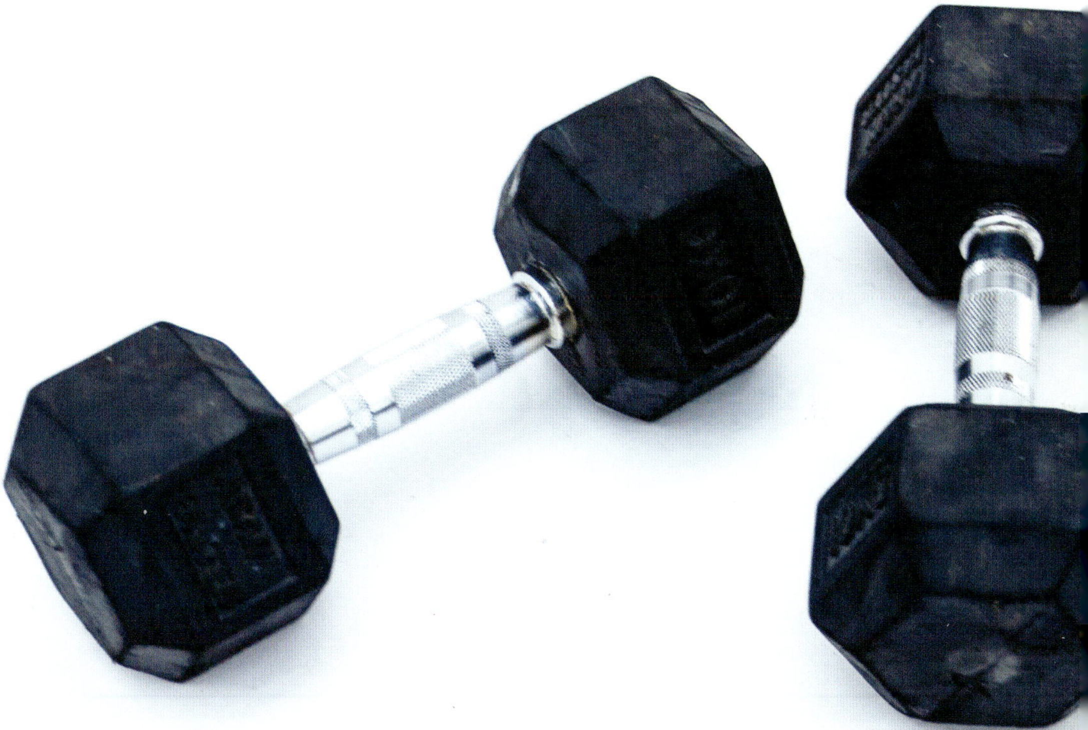

PLYOMETRIC PUSH-UPS

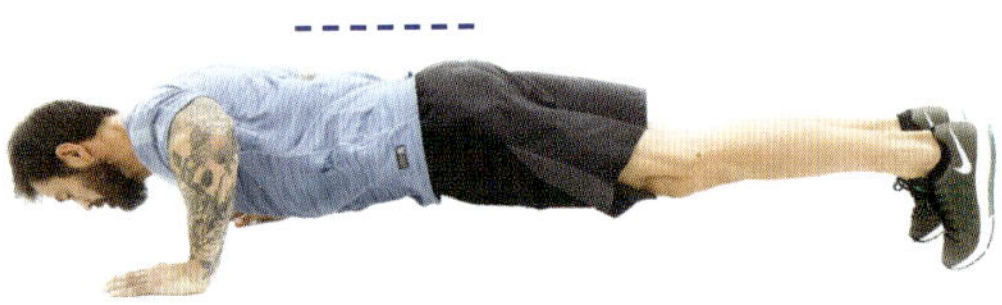

STAP 1

Je uitgangspositie is hetzelfde als bij de reguliere push-up. Het lichaam als plank, de armen langs het lichaam, de borst vlak boven de grond.

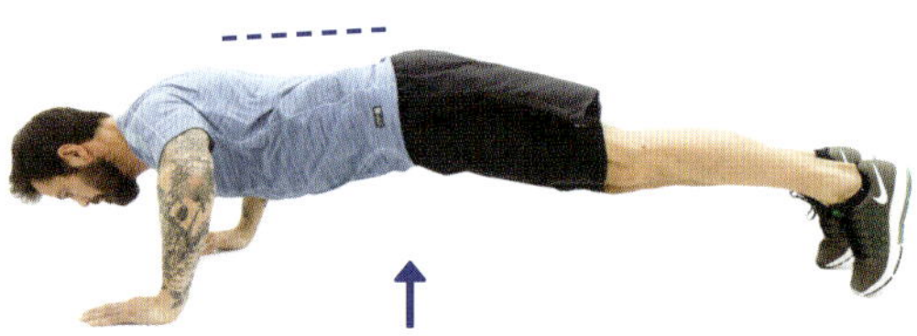

STAP 2

Druk jezelf hard omhoog, met een explosieve beweging.

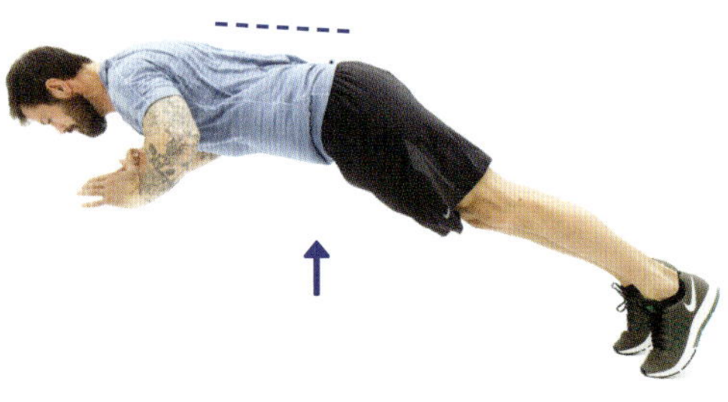

STAP 3

Kom los van de grond.

LET OP Het is mooier als je lichaam recht blijft, als een plank. Mijn lichaam is hier eigenlijk teveel gebogen.

PISTOL SQUATS

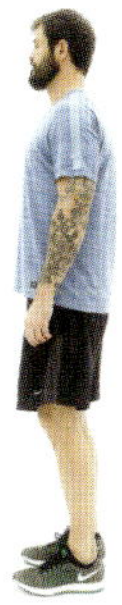

STAP 1

Begin rechtop, zorg dat je mooi stabiel staat.

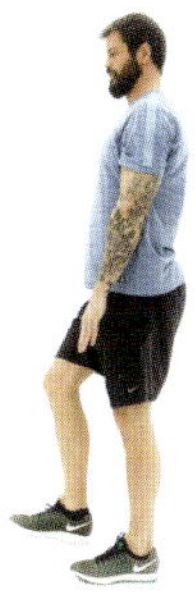

STAP 2

Til één been van de grond.

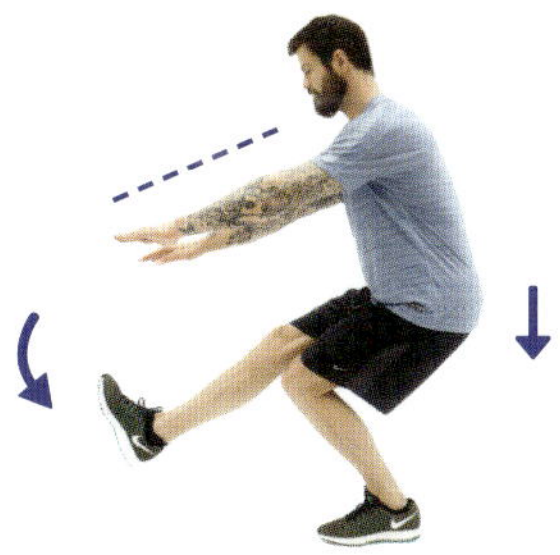

STAP 3

Maak met je standbeen een squat, terwijl je het andere been gestrekt houdt.
TIP Voor de balans is het goed je armen gestrekt voor je te houden.

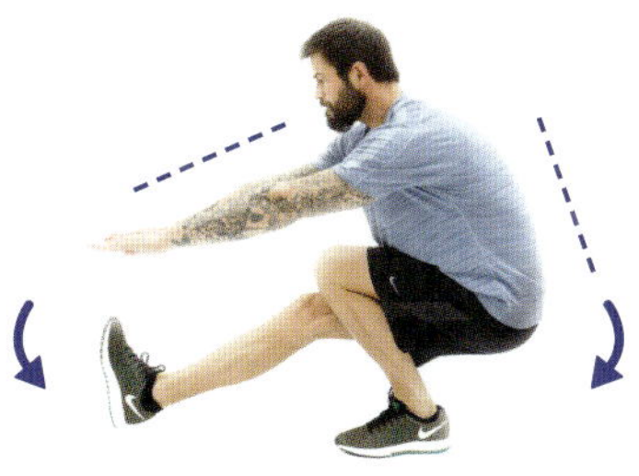

STAP 4

Probeer zo diep mogelijk te komen. Hoe rechter de rug, hoe beter de houding. Houd de armen voor je uit en het gestrekte been mooi recht boven de grond.
LET OP De rug kan rechter en het been hoger.

DUMBBELL SHOULDER PRESS

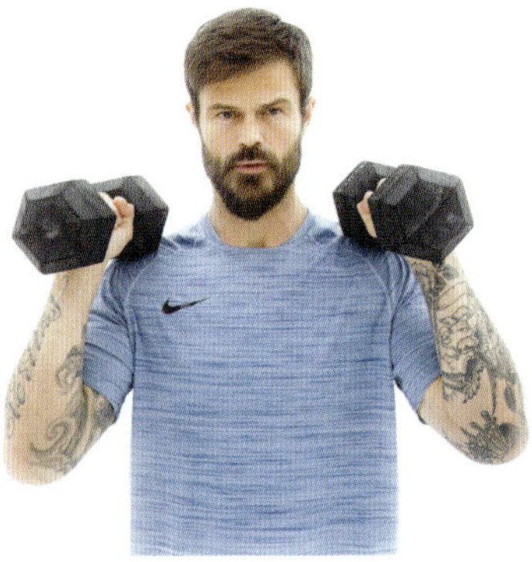

STAP 1

Houd de gewichten op hoogte van de schouders, je kunt ze er zelfs licht op laten rusten. Zorg dat je stevig staat. Span je core goed aan.

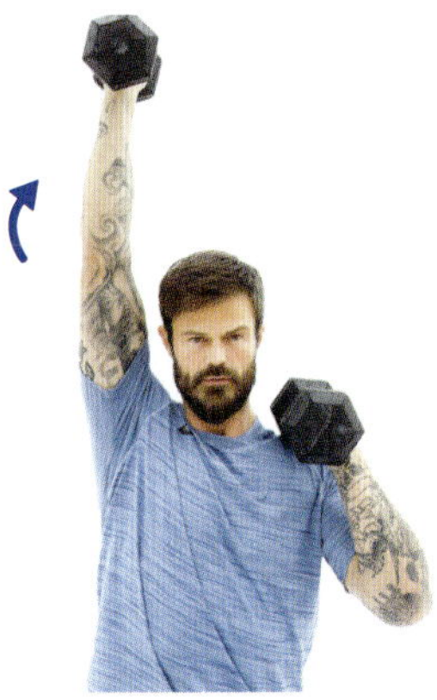

STAP 2

Stoot één arm volledig uit, terwijl het andere gewicht op dezelfde plek blijft.

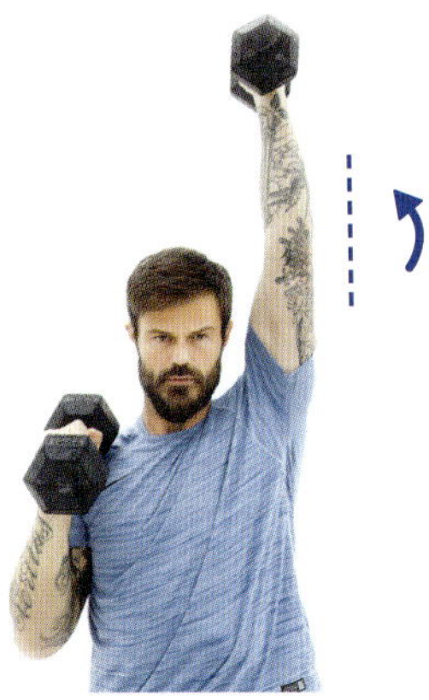

STAP 3

Als het gewicht van de eerste arm weer beneden is, stoot je de andere arm recht omhoog.

TIP Zorg dat je de armen volledig strekt.

JUMP ROPES

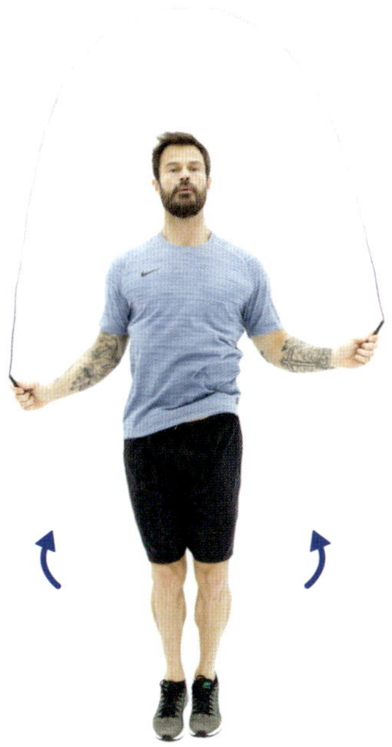

STAP 1

Het is gewoon touwtjespringen, zoals je dat vroeger als kind ook deed.

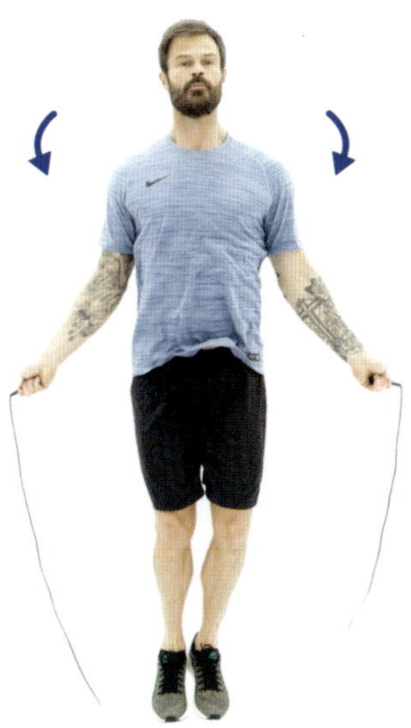

STAP 2

Probeer met je adem een constant ritme te vinden, zorg dat je het tempo flink hoog houdt.
TIP Houd in je schema een vast aantal sprongen aan. Bijvoorbeeld 60 of 100.

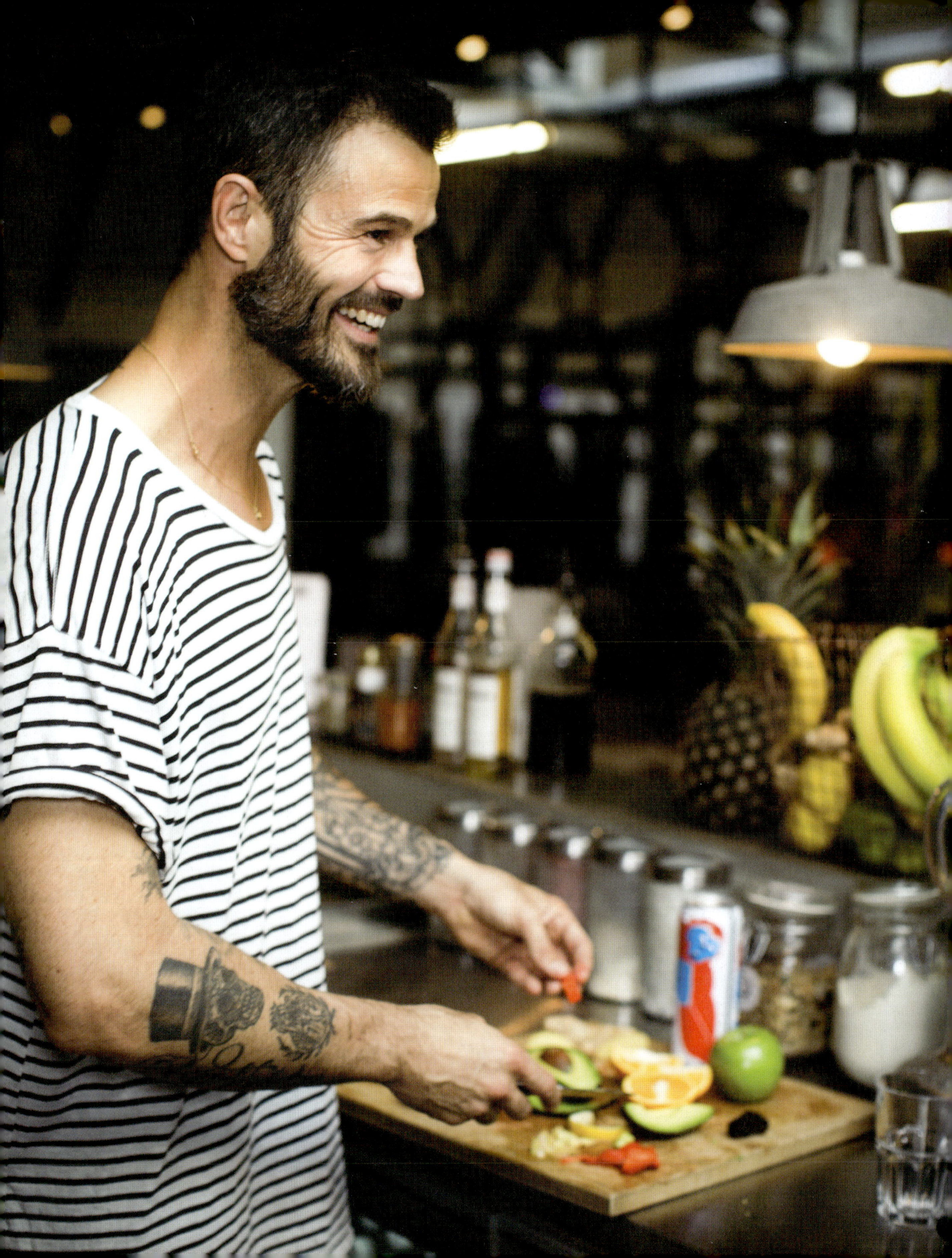

8

SCHOONHEID

Ooit weleens een foto op social media gezien van iemand die op de bank hangt en een zak chips eet met daaronder de tekst 'oh yeah, ik zit hier nu al drie uur! #aankomen #passief'? Waarschijnlijk niet. Het is logisch dat we liever die kanten van ons leven laten zien waar we trots op zijn. Bijvoorbeeld met die veelbesproken sportschoolselfie voorzien van #fitgirl.

Bij de niet-sportende medemens wekken die foto's uit de gym weleens wat ergernis. Misschien ook omdat ze een beetje inwerken op het schuldgevoel van de kijker die ook wel weet dat hij of zij meer moet bewegen, maar dat niet doet... om wat voor reden dan ook. Omdat hij of zij 'geen sportschooltype' is, dat gespierde 'gewoon niet mooi' vindt, dat hele cultuurtje oppervlakkig vindt en het alleen maar om uiterlijk draait? Of omdat de sportschool een plek voor mooie mensen met strakke lijven is?

Het panel

‘HET IS ZO OPPERVLAKKIG DIE HELE GEZONDHEIDS-CULTUS. HET DRAAIT ALLEMAAL OM UITERLIJK EN MOOIE PLAATJES OP INSTAGRAM. NIKS VOOR MIJ.’

KLAAS

'Als je kampt met overgewicht of om een andere reden onzeker bent over je lichaam, kan ik me goed voorstellen dat de drempel om een sportschool binnen te gaan hoog is. Spreek dan met iemand af zodat je niet alleen hoeft te gaan. Ik garandeer: na een paar keer wordt het makkelijker.'

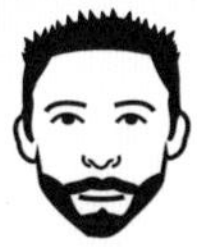

SEFTON

'We leven in een wereld die erg op esthetiek is gericht. Maar hoe het ook zij, of de motivatie nu van buiten naar binnen komt of van binnen naar buiten gaat; je zult je beter gaan voelen door te trainen. Verander je door actief te zijn iets aan de buitenkant, dan verandert er geheid ook iets vanbinnen.'

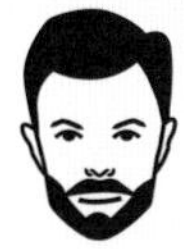

ARIE

'Bij een sport waarbij je fysiek verandert als je regelmatig traint, komt in de meeste gevallen een beetje ijdelheid om de hoek kijken. Social media lijken dat nog te versterken. Een deel van de vooroordelen is dus gewoon waar. Maar net als alle andere dingen in het leven is het ook bij trainen van belang dat je jezelf niet steeds vergelijkt met anderen. Sport voor jezelf. Voor jouw lichaam en geest.'

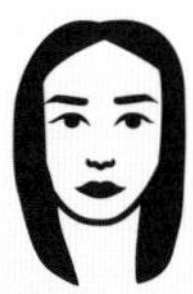

FRANZISKA

'Stel je open-minded op. Als de sportschool je niet aanstaat, ga dan wat anders doen! Schrijf je in voor bootcamp, word lid van een yogaschool, sluit je aan bij een hardloopgroep; ga zwemmen, volg een cursus boksen, ga op dansles; dwing jezelf vooral niet naar een omgeving te gaan waar je je niet goed voelt.'

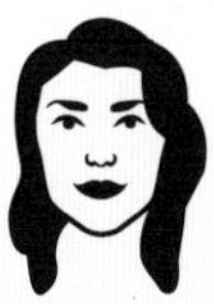

VALENTINE

'In de sportschool zijn er vaak mensen die je kunnen of willen helpen. Meedoen met een groepsles kan helpen een bepaalde angst te overwinnen. Je hebt hoe dan ook natuurlijk wel een intrinsieke motivatie nodig om die eerste stap te zetten.'

'Twintig minuten per dag wandelen is volgens sommigen genoeg. En is dat getrek aan die gewichten en dat eindeloze gedraaf eigenlijk niet hartstikke ongezond? Of die door Facebook en Instagram aangewakkerde obsessie voor een covershoot-waardig lichaam?' ▶

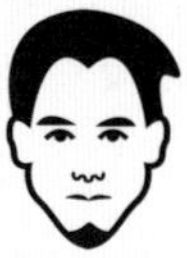

JAY

'Hoe definieer je gezondheid? Voor mij betekent dat heel wat meer dan "niet doodgaan", dat is voor mij niet zaligmakend. Het gaat mij om de vraag hoe vitaal ik ben totdat ik doodga.'

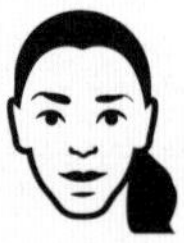

BRENDA

'Als je topsport bedrijft, zit je tegen het randje van wat nog gezond is. Maar ik weet wel dat als ik opsta, ik geen vijf koppen koffie nodig heb om wakker te worden maar meteen klaar ben om te gaan. Ik ben ervan overtuigd dat je het leven beter aankunt, je weerbaarder bent, als je veel sport.'

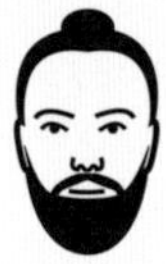

MARVIN

'Als je sport en je zoekt daarin het maximale op, dan kun je blessures oplopen. Maar dan nog is niet sporten heel veel ongezonder. Die blessures heb ik liever dan dat ik op mijn vijftigste een hartinfarct krijg, maar eerlijk is eerlijk: het vinden van een gezonde balans tussen inspanning en ontspanning is natuurlijk het beste.'

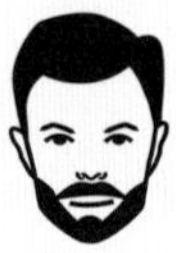

ARIE

'Beweging en gezond eten zorgen voor processen in je lichaam die goed voor je zijn. Je stuurt prettige stoffen naar je hersenen, verbetert je bloedsomloop, houdt je hart sterk, en als je focus op beweging ligt, zorg je er met trainen ook nog eens voor dat je lichaam zich functioneel ontwikkelt. Een sterke rug, goede core, correcte houding en alert bewustzijn maakt je veerkrachtig en beter bestand tegen verkeerde bewegingen in de rest van het leven. En het is heel simpel: teveel is nooit goed.'

TIPS

Wees geduldig, je uiterlijk verandert als gevolg van wat je doet en eet. Laat de buitenkant niet je doel worden.

Meten is weten. Houd bij hoeveel water je drinkt, zodat je sowieso elke dag genoeg vocht binnenkrijgt. Geen artikel over schoonheid of er staat een tip in over water drinken. Dat is niet voor niets.

Eet vers! Wie verse groenten en fruit eet, heeft al die extra supplementen waar je iedereen over hoort helemaal niet nodig. Je zult het merken aan je huid, en aan je energie.

Focus op je core. Een rechte houding oogt sterk en vol zelfvertrouwen.

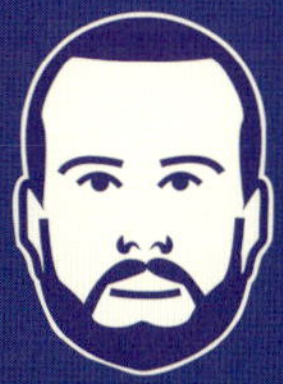

MIKE

'Social media geven vaak een vertekend beeld. Hierdoor beginnen mensen regelmatig met onrealistische verwachtingen te trainen. Het is jammer dat het zelfs effect op kinderen heeft. Kinderen die gaan detoxen, dat is toch te gek voor woorden.'

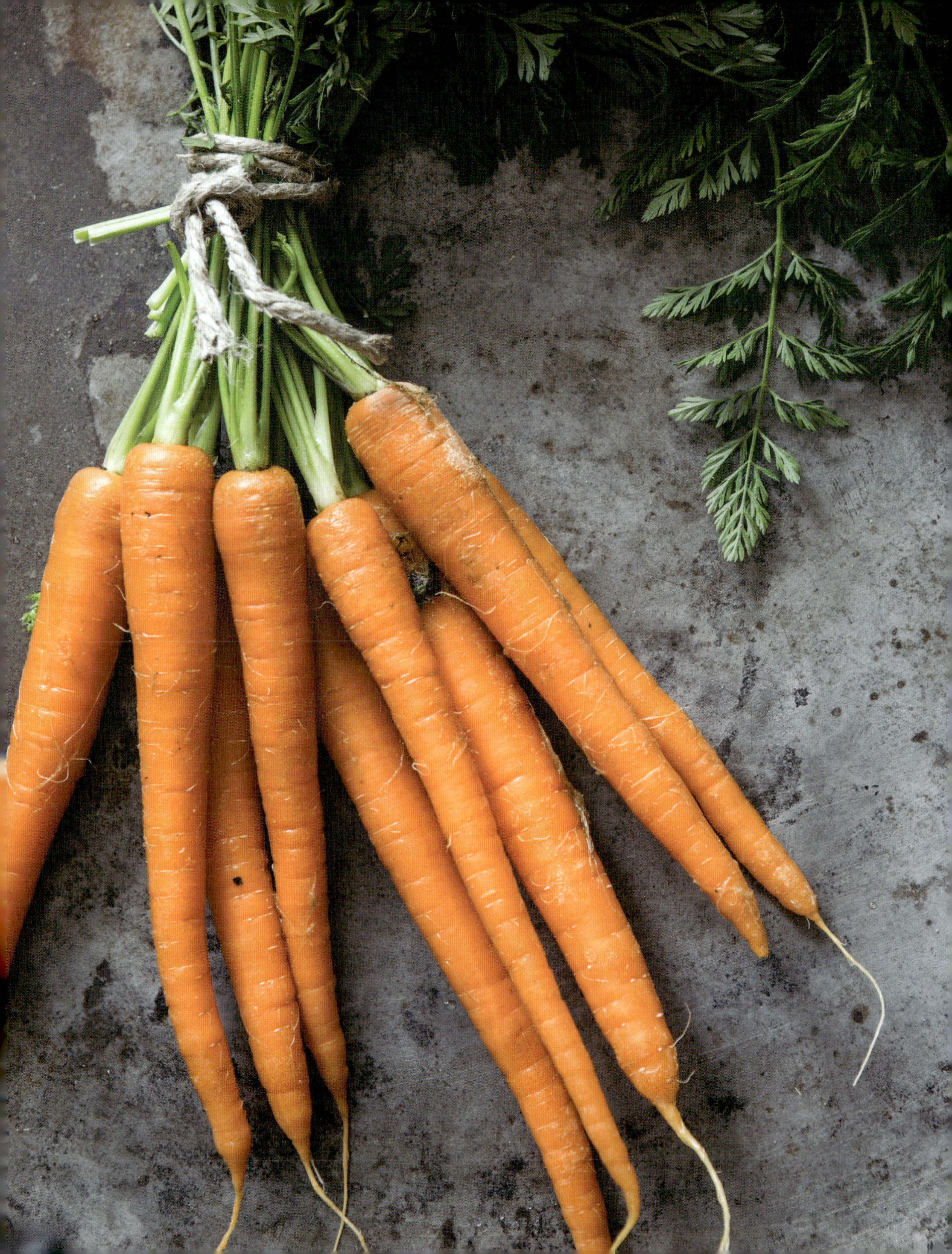

Persoonlijk verhaal

MELISSA (33)

'Inmiddels ben ik bijna 19 kilo afgevallen. Dat wilde ik heel graag, maar het belangrijkste doel was me weer fit te voelen en van dat altijd vermoeide gevoel af zijn.'

'Ik was altijd moe. Ik dacht dat dit lag aan de intense combinatie van een drukke baan en een tweejarige masteropleiding. Ik hoorde mijn studiegenoten ook vaak klagen dat ze zo moe waren. Ik had verwacht dat ik na afronding van mijn opleiding me vanzelf weer fit zou gaan voelen. Maar dat gebeurde niet. Ik dacht: ik ben 33 jaar, dat is veel te jong om me elke dag zo lusteloos te voelen. Het roer moet om.

Op Facebook zag ik iets van Vondelgym voorbijkomen en dat sprak me aan: kleinschalig, persoonlijk, van deze tijd. Tegelijkertijd besloot ik een voedingsdeskundige in de arm te nemen. Dat bleek het ei van Columbus te zijn. De combinatie van regelmatig sporten en bewuster eten heeft erin geresulteerd dat ik me herboren voel. Weer fit en vitaal. Inmiddels ben ik ook nog eens 19 kilo aan gewicht verloren.

Wat mij helpt om het vol te houden is dat ik het in de gym echt naar mijn zin heb. Ik voel me altijd beter als ik geweest ben. Het was even zoeken. Zo ging ik op mijn vrije dag altijd om 12 uur boksen, maar daarvoor deed ik niks en daarna ook nog maar weinig. Zonde van een vrije dag! Nu sta ik om 8 uur 's ochtends in de boksring en dat is zo lekker! Wanneer de wekker vroeg gaat, denk ik wel eens: oh bah, waarom wilde ik dit ook alweer? Maar na de les barst ik van de energie, het is een positieve boost die de hele dag aanhoudt.

Mijn belangrijkste les: investeer in jezelf. We zijn weleens geneigd de verantwoordelijkheid buiten onszelf te leggen, maar uiteindelijk ben je zelf verantwoordelijk voor je gezondheid. Er is altijd wel een excuus om het niet te doen. Je moet echt bereid zijn om je levensstijl aan te passen. Het gaat niet vanzelf. Die voedingscoach was best prijzig, maar het was het geld meer dan waard. Ik voel me zoveel beter.

Sporten heeft me absoluut gelukkiger gemaakt. En nu ik zoveel slanker ben en me fitter voel, gaat het sporten me ook steeds makkelijker af. Twintig kilo minder omhoog te hoeven tillen scheelt nogal. Mijn prestaties verbeteren en dat beperkt zich niet tot het sportieve vlak, een heerlijk gevoel. In het verleden ben ik al eens flink wat gewicht kwijtgeraakt, maar dat kwam er dan altijd langzaam weer aan. Een energiek lichaam is niet iets waar je slechts een tijdje je best voor hoeft te doen. Het is een levensstijl, een kwestie van investeren in jezelf, en dat wil ik beslist volhouden.

Ik heb geleerd dat je soms voor jezelf moet kiezen. Het sporten en deze levensstijl hebben me geholpen om dat in te zien.'

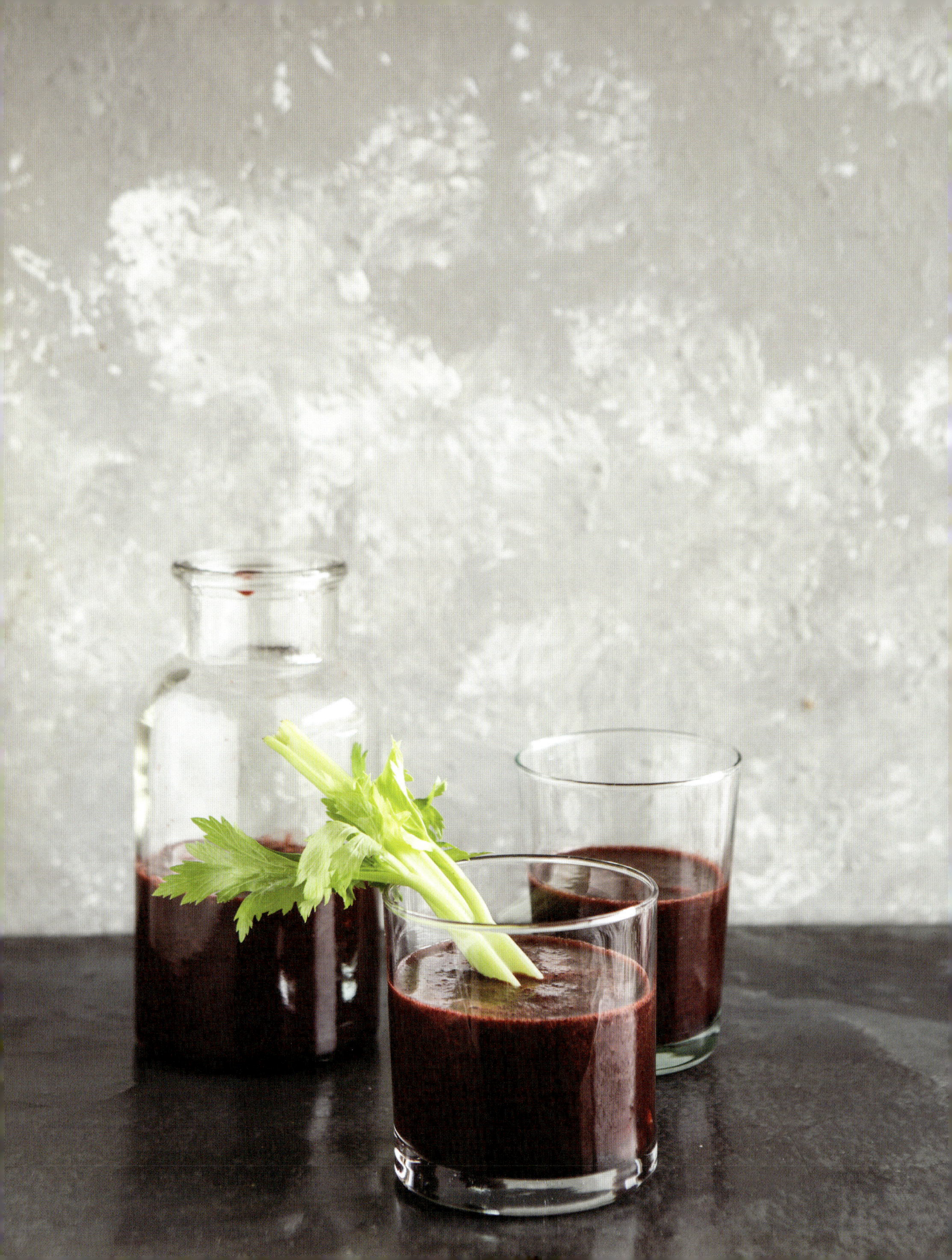

ANTIOXIDANTENSAP

VOOR 2 GLAZEN

Ingrediënten

¼ limoen
2 tomaten
½ komkommer
2 bladeren boerenkool
2 stengels bleekselderij

Benodigdheden

slowjuicer, 2 glazen

Bereiding

1 Schil de limoen. Snijd de tomaten, komkommer en bleekselderij in stukken die in de slowjuicer passen.
2 Doe alle ingrediënten na elkaar in de slowjuicer.
3 Roer het sap even goed door, schenk in de glazen en drink direct op.

VARIATIE Je kunt dit hartige sapje extra pit geven door een paar radijsjes aan de slowjuicer toe te voegen of door het sap op smaak te brengen met tabasco.

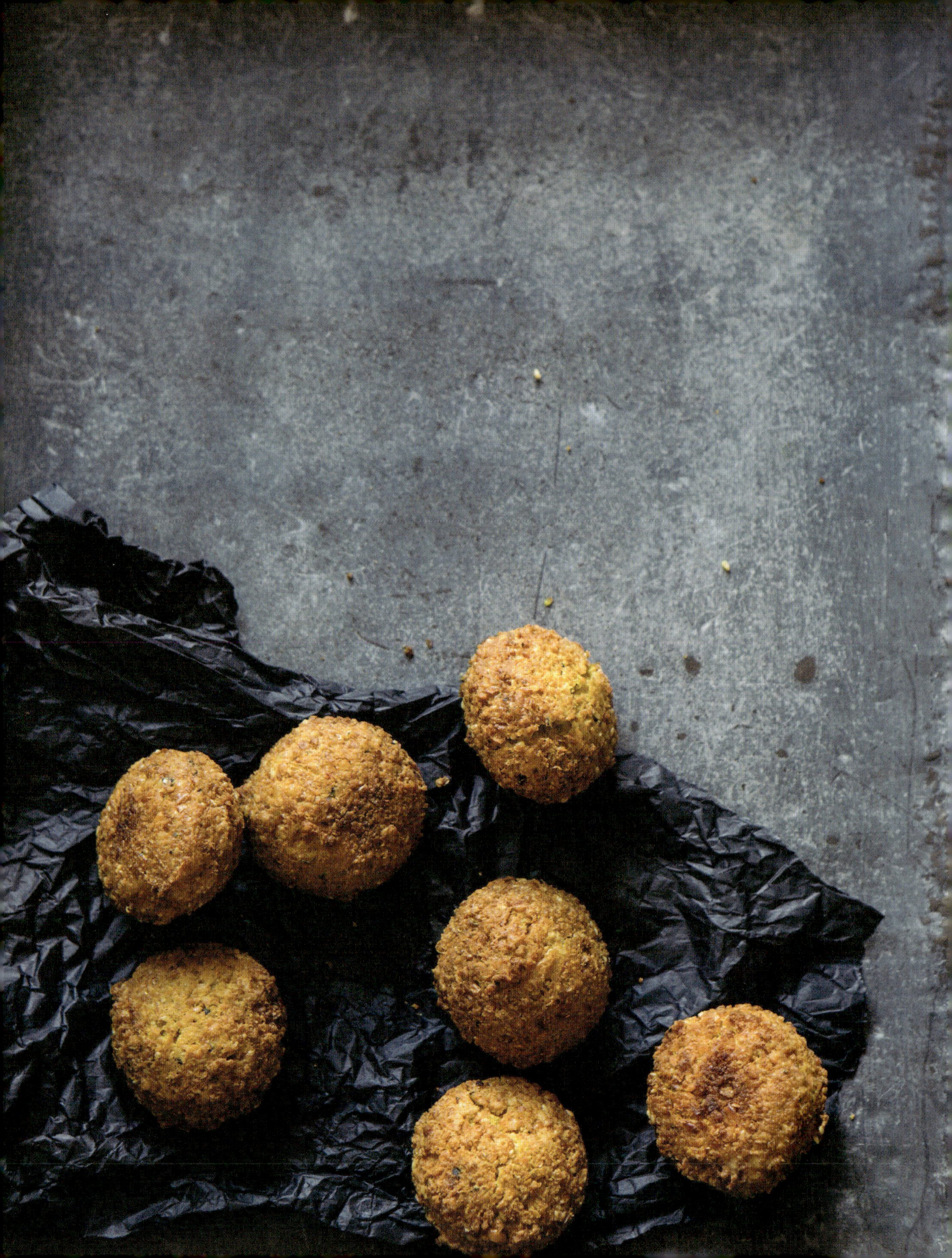

FALAFEL VAN ZOETE AARDAPPEL

VOOR 2 PERSONEN

Ingrediënten

400 g zoete aardappel, geschild en in stukjes
100 g kikkererwtenmeel
1 grote teen knoflook, fijngehakt
sap van ½ citroen
1 handje verse bladpeterselie, fijngehakt
1 handje verse koriander, fijngehakt
1 tl tahin
2 tl gemalen komijn
2 tl gemalen korianderzaad
½ tl cayennepeper
zout en peper

Benodigdheden

kookpan, kom, bakplaat, bakpapier

Bereiding

1 Verwarm de oven voor tot 180 °C.
2 Kook de zoete aardappel in 10 minuten gaar in kokend water en giet af. Laat een beetje uitdampen.
3 Meng ondertussen het kikkererwtenmeel, de knoflook, het citroensap, de kruiden en specerijen met flink wat zout en peper in een grote kom.
4 Voeg de zoete aardappel toe en kneed goed door tot er geen stukjes zoete aardappel meer in het deeg zitten. Het deeg mag wat plakkerig aanvoelen. Proef wat van het deeg om te controleren of het goed op smaak is.
5 Rol circa 20 balletjes van het deeg. Dip hiervoor je vingers even in ijskoud water, dat voorkomt dat het deeg aan je handen blijft plakken.
6 Bedek de bakplaat met bakpapier en verdeel de balletjes erover. Bak de falafel 20 minuten in de oven. Keer ze af en toe om, zodat de balletjes aan alle kanten een krokant laagje krijgen.
7 Lekker met pitabroodjes, groene salade en frisse doperwtendip (zie p. 153).

VARIATIE Je kunt aan het deeg van de falafel ook 1 theelepel kaneelpoeder toevoegen voor een warmere smaak of een paar blaadjes fijngehakte munt voor extra frisheid.

ZOETE AARDAPPEL

Zoete aardappel bevat unieke proteïnen die de productie van witte bloedlichaampjes stimuleren en het immuunsysteem kunnen versterken. Daarnaast is zoete aardappel rijk aan het antioxidant bètacaroteen – dat geeft ze ook die feloranje kleur – dat ontstekingsremmend werkt.

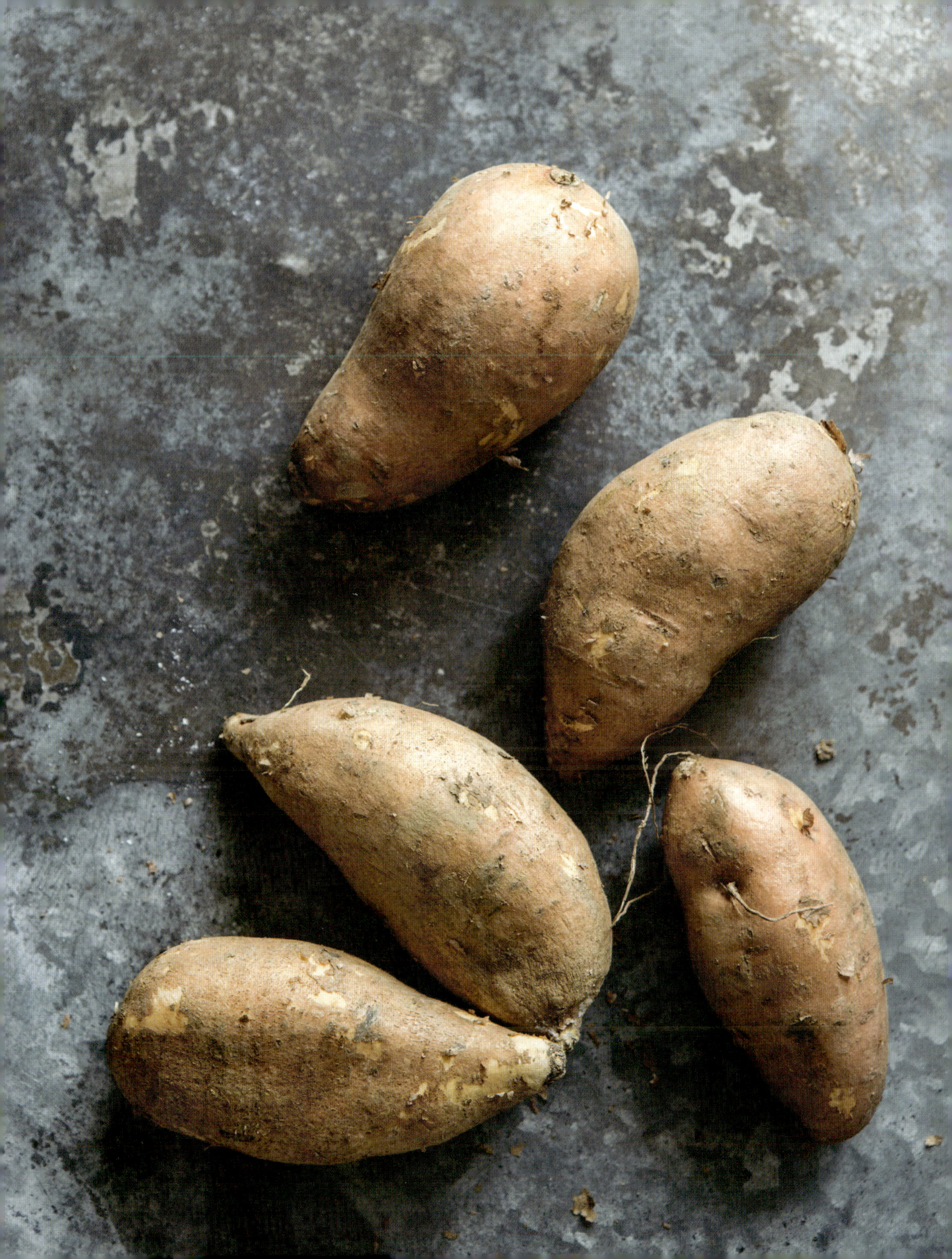

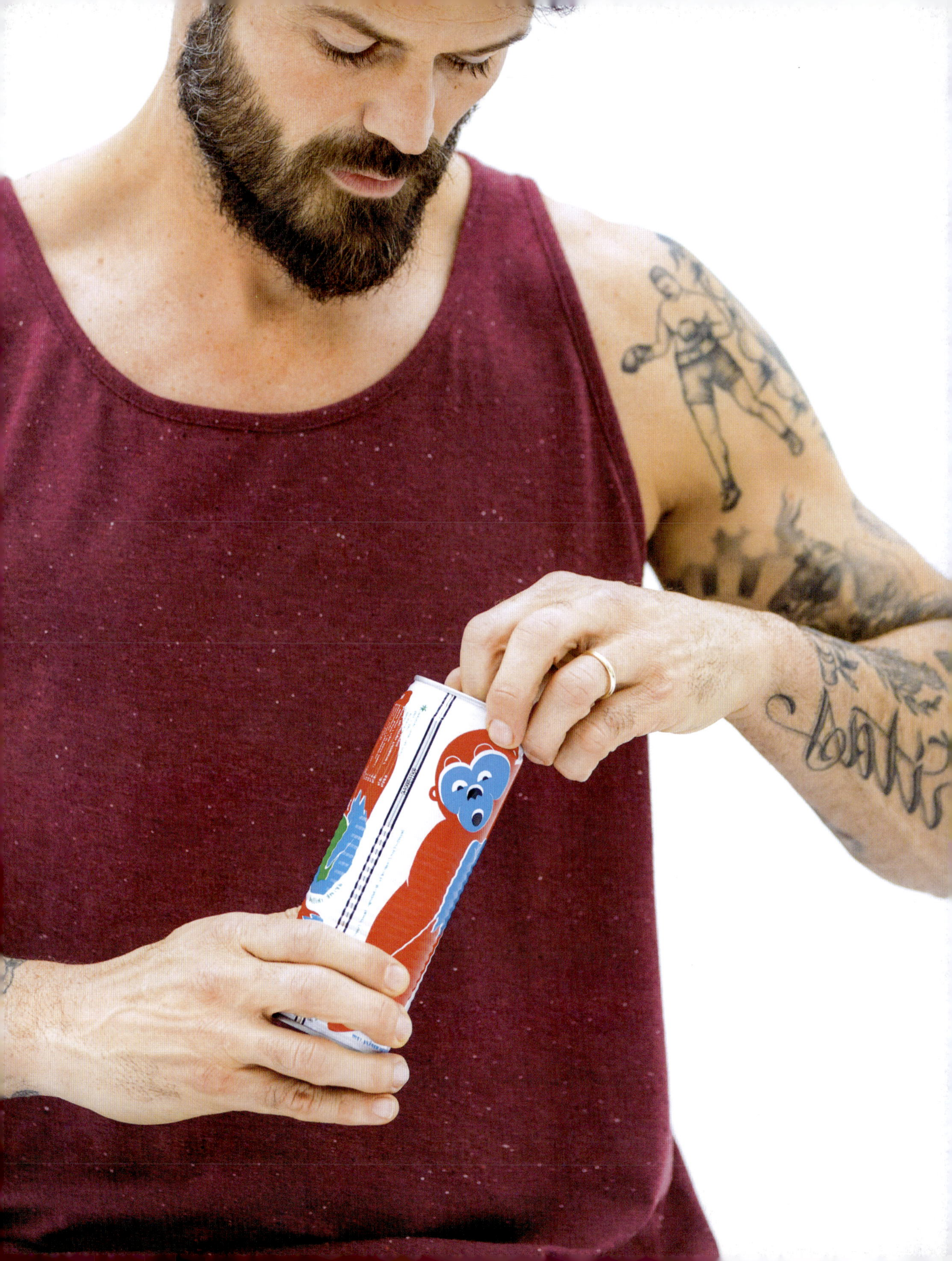

TIP

Weinig sportervaring?
Ga aan de slag met een trainer,
het is de investering meer
dan waard.

JOHNNY BRAVO

SCHEMA

SET 1 Incline dumbbell benchpress
SET 2 Incline isolation curls
SET 3 Shoulder shrugs
SET 4 Narrow grip benchpress
SET 5 Front raises shoulders

Voor de goede orde gaan we er maar even van uit dat je gedegen traint. Onder trainen verstaan we dan dat je vier tot zes dagen per week iets aan beweging doet. Als je belooft dat je aandacht blijft besteden aan alle delen van je lichaam, aan goede schema's en geconcentreerde trainingen, durven we dit schema wel met je te delen. Ervaren trainers noemen het een randjesschema. Er wordt aandacht besteed aan de definitie van je spieren, de randjes die de details naar boven halen. Het leent zich niet zo goed om meerdere dagen per week af te werken. Maar zo nu en dan is het best lekker. En omdat ijdeltuiten doorgaans hun benen vergeten, hebben we die er bij dit schema gemakshalve maar uitgelaten.

INCLINE DUMBBELL BENCHPRESS

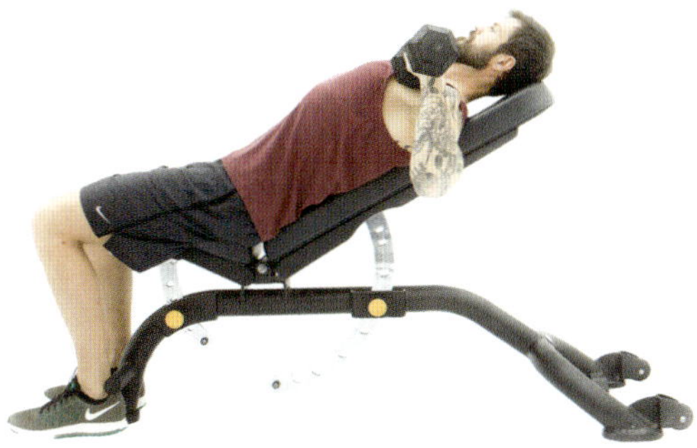

STAP 1

Zet het bankje op de scheve stand. Plaats je voeten dicht bij de bank, houd je bovenlichaam tegen de rugleuning gedrukt. Je uitgangspunt is de plaats waar je borstspier de schouder ontmoet.

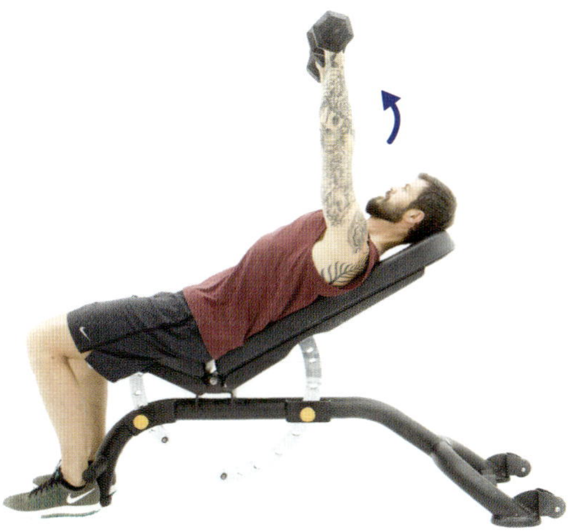

STAP 2

Druk de gewichten recht omhoog. Strek je armen, maar kijk uit dat je niet in je gewrichten klapt.

LET OP Je zit schuin, zorg ervoor dat de gewichten niet naar voren vallen, of juist te ver achter je hoofd komen.

INCLINE ISOLATION CURLS

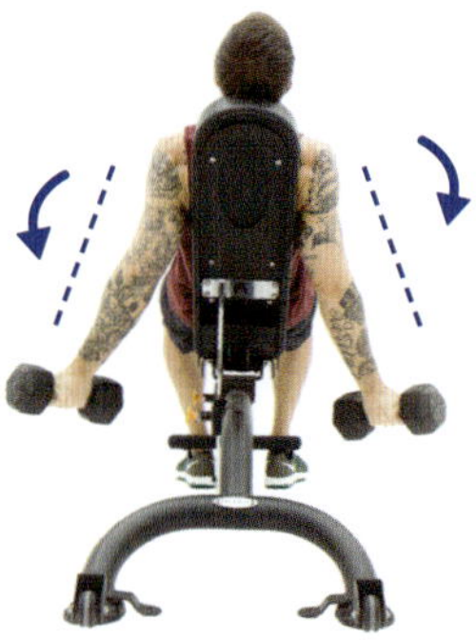

STAP 1

Zet het bankje op de scheve stand. Plaats je voeten dicht bij de bank, houd je bovenlichaam tegen de rugleuning gedrukt.

LET OP Strek je armen volledig, maak een lange beweging.

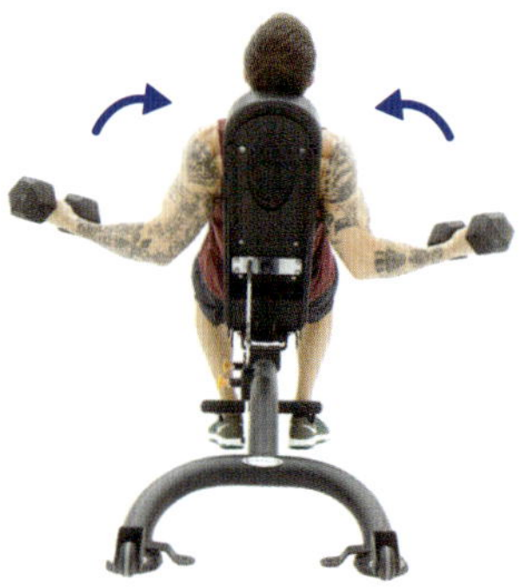

STAP 2

Breng de gewichten vanaf de zijkant omhoog, zo isoleer je de biceps optimaal.

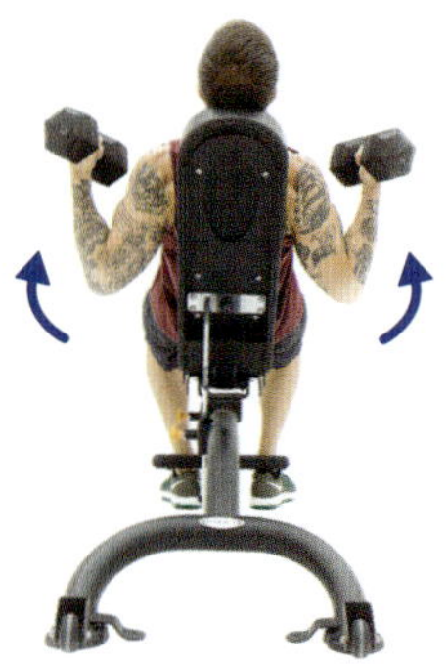

STAP 3

Breng de gewichten helemaal omhoog, tot je bijna je schouders kunt raken, en herhaal de beweging daarna steeds weer opnieuw. Span als je bovenin bent je biceps extra goed aan.

SHOULDER SHRUGS

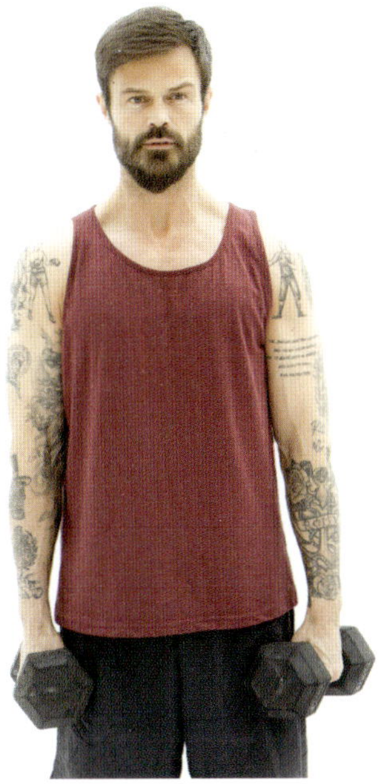

STAP 1

Eigenlijk haal je gewoon je schouders op, maar dan met de nodige weerstand van de gewichten.

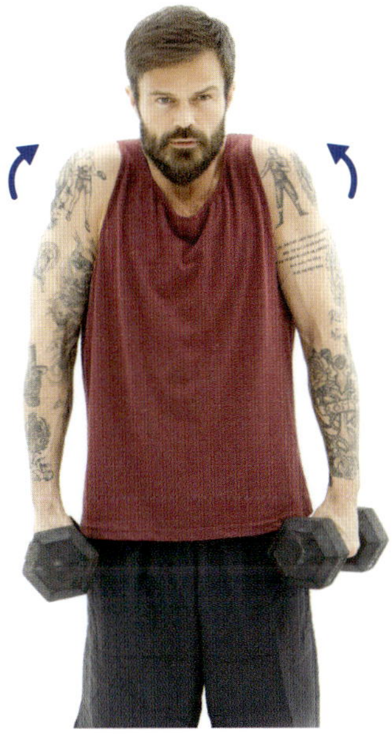

STAP 2

Maak de beweging zo lang mogelijk, als dat niet lukt moet je in gewicht verminderen. Een correcte uitvoering is belangrijker dan een zwaar gewicht.

NARROW GRIP BENCHPRESS

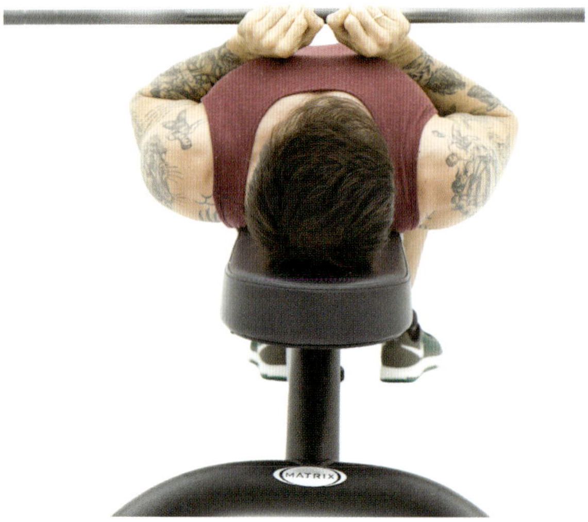

STAP 1

Plaats je handen dicht tegen elkaar op de stang. **LET OP** Als je zwakke polsen hebt, kun je de handen beter iets wijder plaatsen om de druk op de polsen te verminderen.

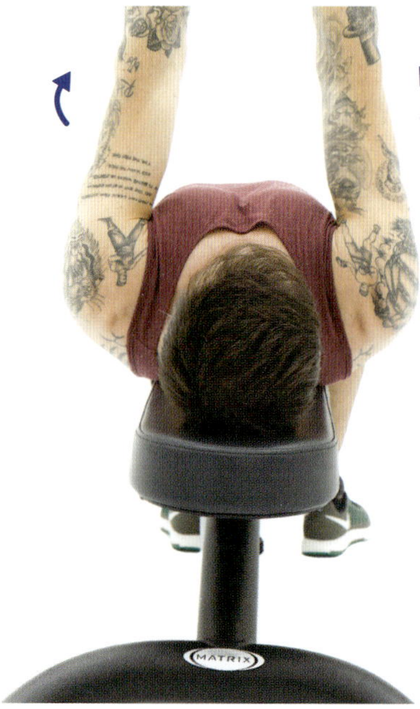

STAP 2

Druk de stang omhoog, tot je armen volledig zijn gestrekt. Probeer op de terugweg je borstbeen te raken, zodat je een mooie lange beweging maakt.

FRONT RAISES SHOULDERS

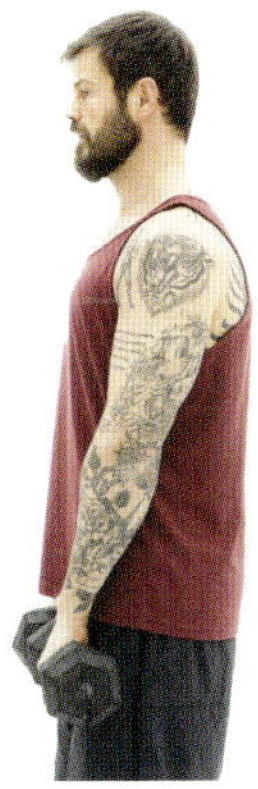

STAP 1

Ga stabiel staan, span je core goed aan.

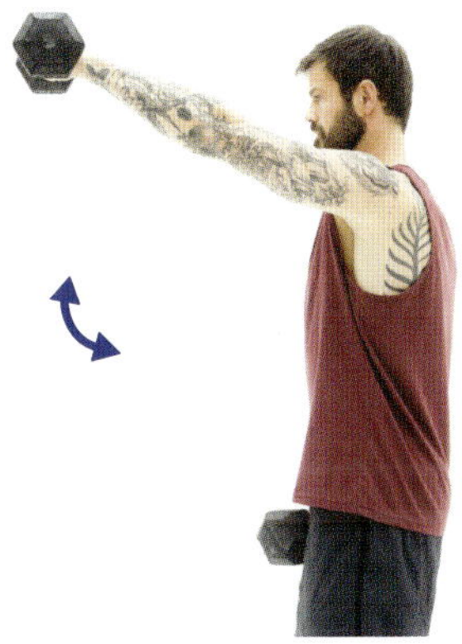

STAP 2

Breng een van je armen gestrekt omhoog, tot net iets boven schouderhoogte. Houd de hoogte van je voorhoofd aan, als je geen spiegel in de buurt hebt.

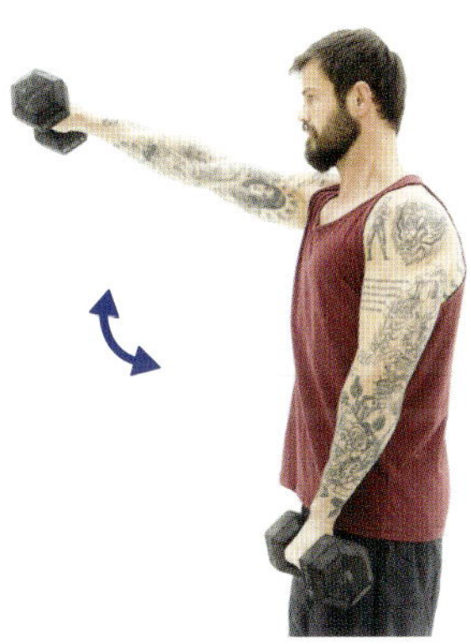

STAP 3

Zodra de eerste arm weer beneden is, breng je de tweede omhoog. Blijf deze afwisselende bewegingen herhalen.

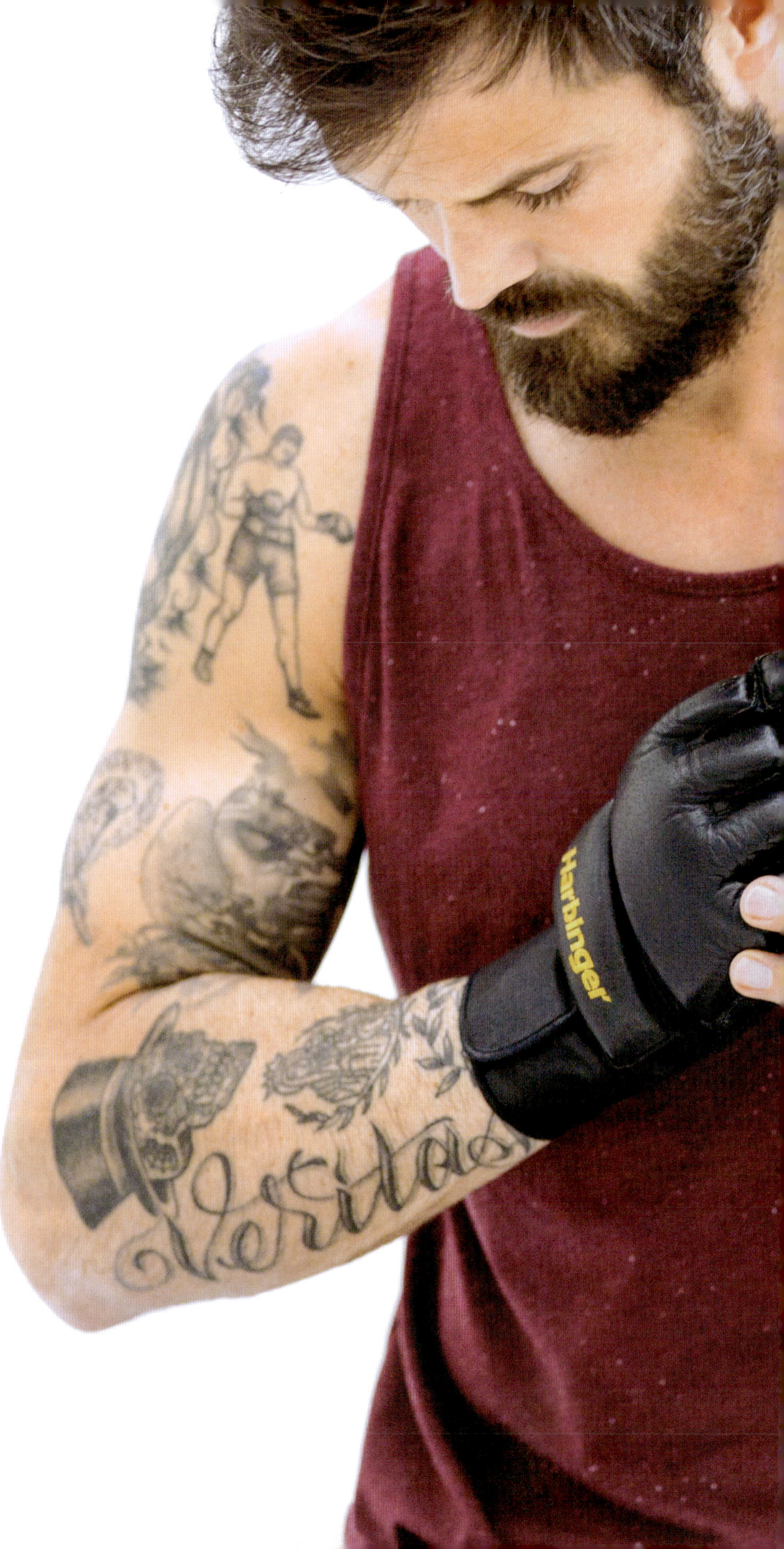
Harbinger
Veritas

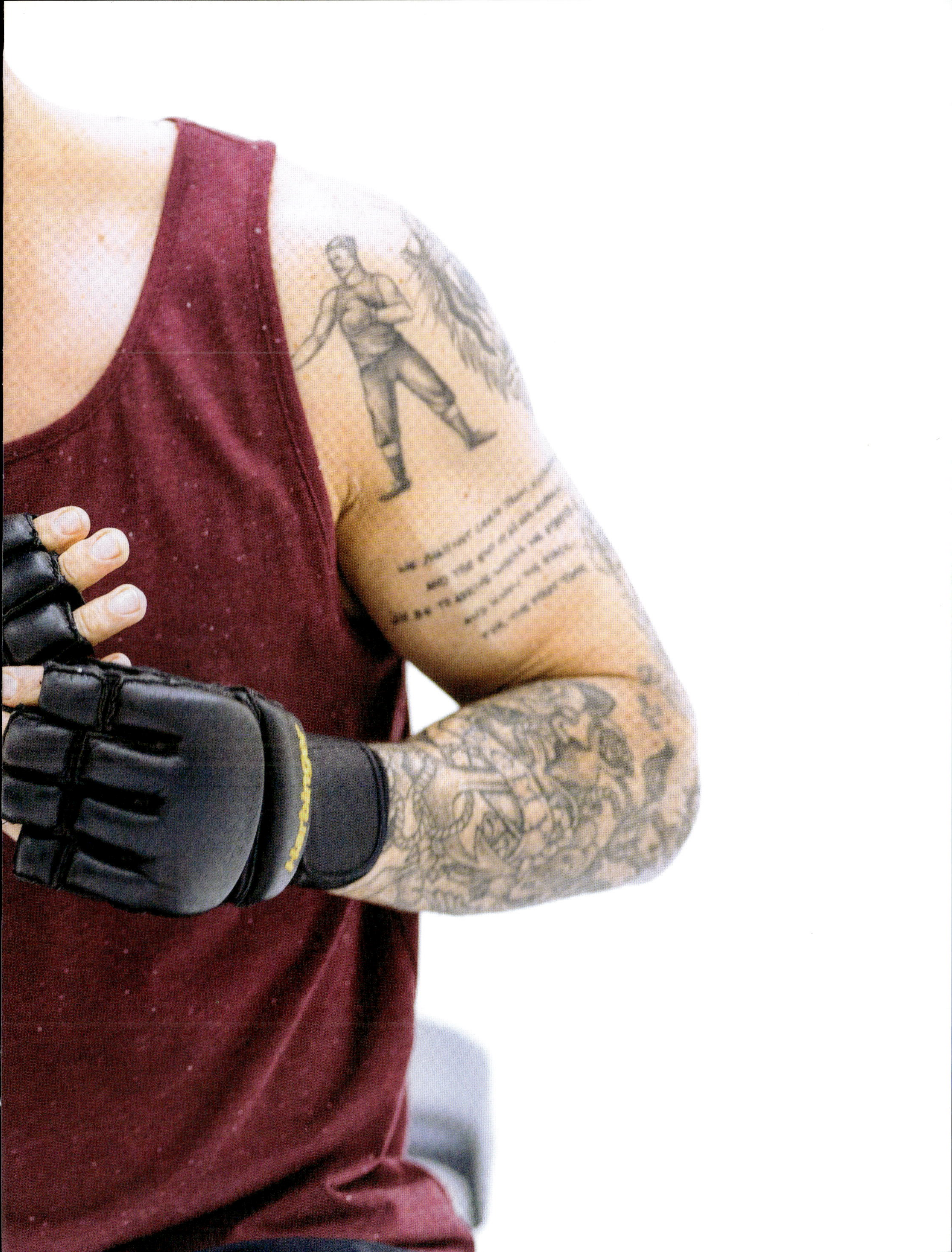

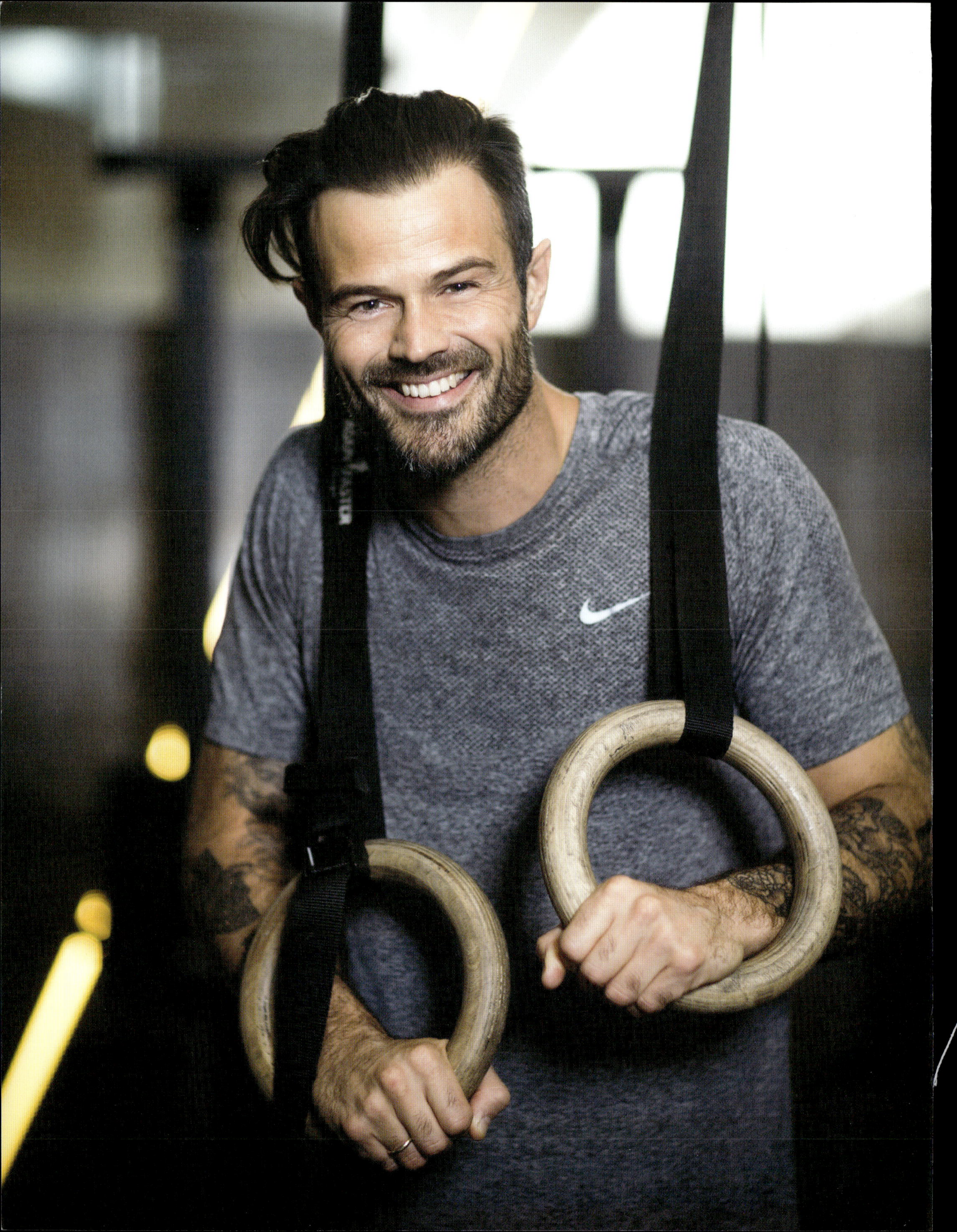

DANKWOORD

Ik ben een dankbaar mens. Dankbaar dat ik mensen in mijn omgeving heb waar ik elke dag weer van kan leren, die liefdevol en tegelijk ook kritisch zijn. Mensen die mij uitdagen en inspireren om mezelf te blijven ontwikkelen. Om te blijven bewegen, in de breedste zin van het woord.

Mijn dank gaat uit naar Klaas, broer en vriend, met wie ik *Beweeg!* schreef. Zonder hem geen boek. Niet alleen omdat hij zoveel schreef, ook omdat hij zelf symbool staat voor de positieve verandering die sport en voeding in een leven teweeg kunnen brengen.

Ik ben ook dankbaar voor mijn Vondelgym-collega's: Brenda, Valentine, Franziska, Jay, Marvin, Sefton en Mike. Ik leer dagelijks van ze, en nu delen ze hun kennis in dit boek. Een prachtteam, waar eigenlijk nog veel meer trainers bij horen, maar anders werd het boek zo dik.

Valentine ook nog extra dank voor de prachtige, gezonde recepten die je bedacht om het boek compleet te maken.

Ik dank ook mijn partners Jelle, Jan Willem, Jay en Marvin. Met hen begon ik Vondelgym, waardoor sport nu meer is dan een uit de hand gelopen hobby.

De uitgeverij, Carrera Culinair, ben ik dankbaar voor de mogelijkheid om dit boek te mogen maken. En dan ook nog eens met vrienden, familie en collega's. Een bijzonder prettige samenwerking.

Geen dankwoord zonder mijn vrouw te noemen. Romy. Met haar deel ik alles, zij is de eerste die leest, meedenkt, afraadt of bijstuurt. Mijn broer heeft ook zo'n vrouw, Alexandra, en zij hoort ook in deze danklijst thuis. We delen een liefde voor schrijven, voor taal en we praten met z'n vieren veel over boeken en verhalen. Ik weet dat ik ook namens mijn broer spreek als ik van deze vrouwen zeg dat zij ons leven hebben veranderd. Dat we richting kregen dankzij hen.

En dan aan het einde van de tekst, als fundament onder dit alles, mijn lieve zus Marije. Steun en toeverlaat. Zij verzorgde de productie rond dit boek, coördineerde alles, en zorgde ervoor dat iedereen met plezier kon doen waar hij of zij goed in is.

Dank allemaal, voor wie jullie zijn en voor wat jullie deden.

Epiloog

GELUK

Het is nogal een claim, stellen dat je door iets simpels als bewegen gelukkiger wordt. Zwart op wit in een boek. Maar nadat we het er even over hadden gehad, waren we het erover eens dat we zo'n statement gerust kunnen maken.

We hebben de vraag voorgelegd aan iedereen die meewerkt aan dit boek. Een eensgezind en overdonderend 'ja' bleek het collectieve antwoord. Niemand – niet de trainers noch de leden van Vondelgym die we hebben gesproken – bleek ook maar een nanoseconde te twijfelen. Waarin dat geluk 'm dan zit, daarover blijken de meningen te verschillen.

Zo is het voor Crossfit-trainer Brenda niet alleen een goede gezondheid die haar geluk geeft, maar vooral ook het sociale aspect van haar sport. 'Aan Crossfit heb ik vrienden overgehouden.' Dat is in haar geval nogal een understatement, want ze is getrouwd met een Crossfitter.

Zoals we van Sefton kunnen verwachten, benadert hij het vanuit de wetenschappelijke hoek. 'Bewegen maakt je echt gelukkiger, het activeert de hersenen!' Krachttrainer en kenniskanon Mike begint over de stofjes dopamine, serotonine en endorfine. Die geven een geluksgevoel. Maar op de lange termijn is het 'ijzer' dat leidend is in zijn leven. IJzer om te tillen. 'Het is de rode draad door het leven, het moment om tot jezelf te komen, innerlijke rust te vinden, en lichaam en geest in balans te houden.'

Trainers Jay en Marvin hadden heel andere carrières, voordat zij volledig voor de sport gingen. Veel zitten, ongezond eten. De actieve, van sport doordrenkte levensstijl die ze er nu op na houden geeft ze zoveel meer dan alleen gezondheid. Geluk? 'Hell yeah, geluk!'

Wie veel rommel in zijn lijf stopt, geeft zichzelf daarmee een signaal: dit vind ik mezelf waard. Vul je jezelf met gezonde producten, dan geef je een heel ander signaal: dit ben ik en dit ben ik waard. Dat je van goede voeding gelukkiger wordt, staat volgens deskundige Valentine vast. Het is dan ook haar missie om die boodschap te verspreiden. Franziska vindt inspiratie, energie en geluk in haar veganistische levenswijze: 'Ik heb me nog nooit zo goed gevoeld.'

**Maakt bewegen ze gelukkiger?
'Absoluut, zeker, honderd procent,
zonder enige twijfel.'**

De mensen die ons hun verhaal vertelden, weten wat het is om niet te bewegen of zelfs niet te kunnen bewegen. Zij waren nog meer uitgesproken dan de trainers, voor wie sport ook werk is. Maakt bewegen ze gelukkiger? Absoluut, zeker, honderd procent, zonder enige twijfel. Kracht en energie hebben om te doen wat je wilt doen, het gevoel hebben dat je controle over je lijf hebt of gewoon de voldoening die sport je geeft. Dat zijn de goudklompjes van geluk die zij in bewegen vinden.

Word je van bewegen gelukkiger? Wij twijfelen er niet aan en nodigen jou uit om dat geluk te pakken. Beweeg!

– **Arie**

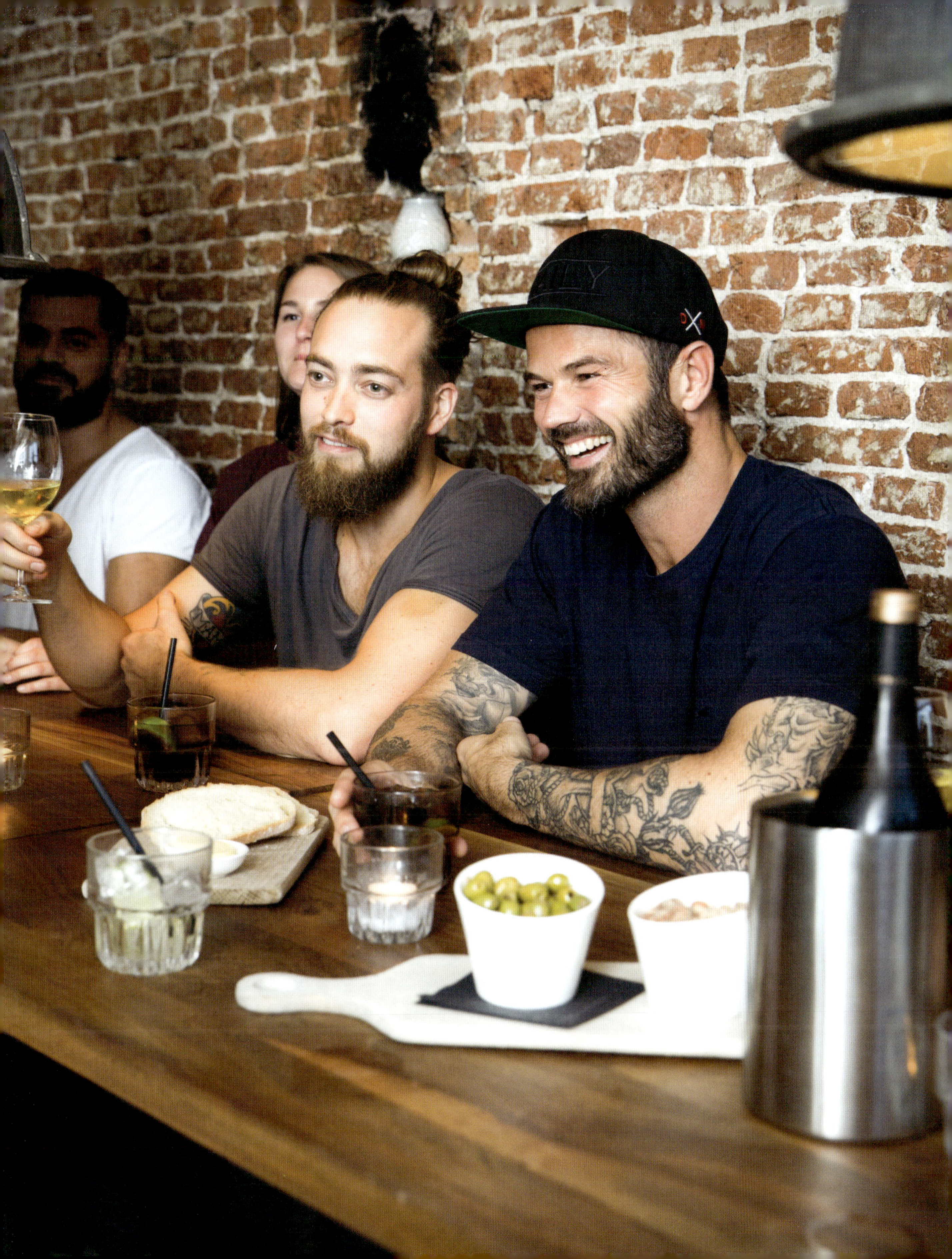

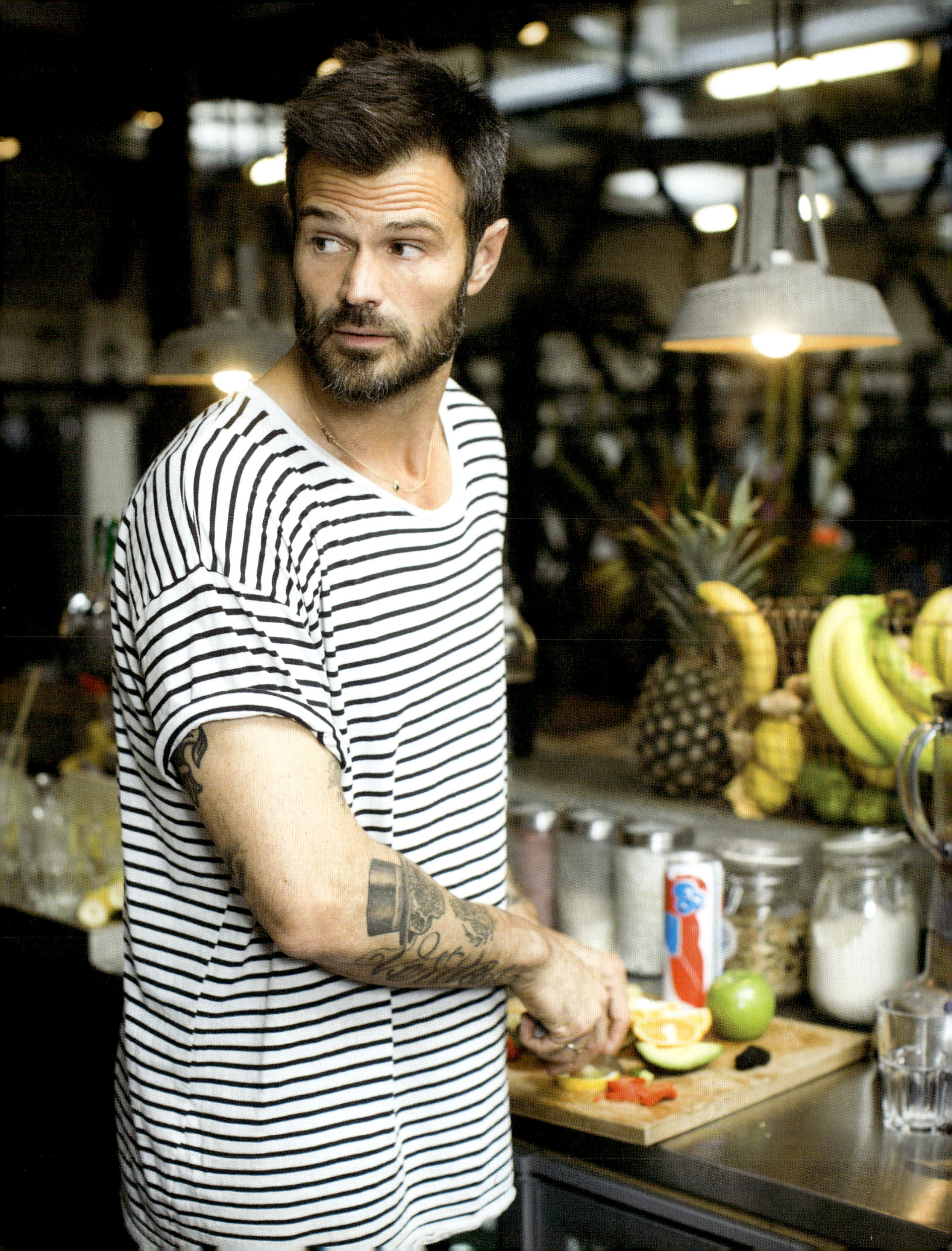

REGISTER

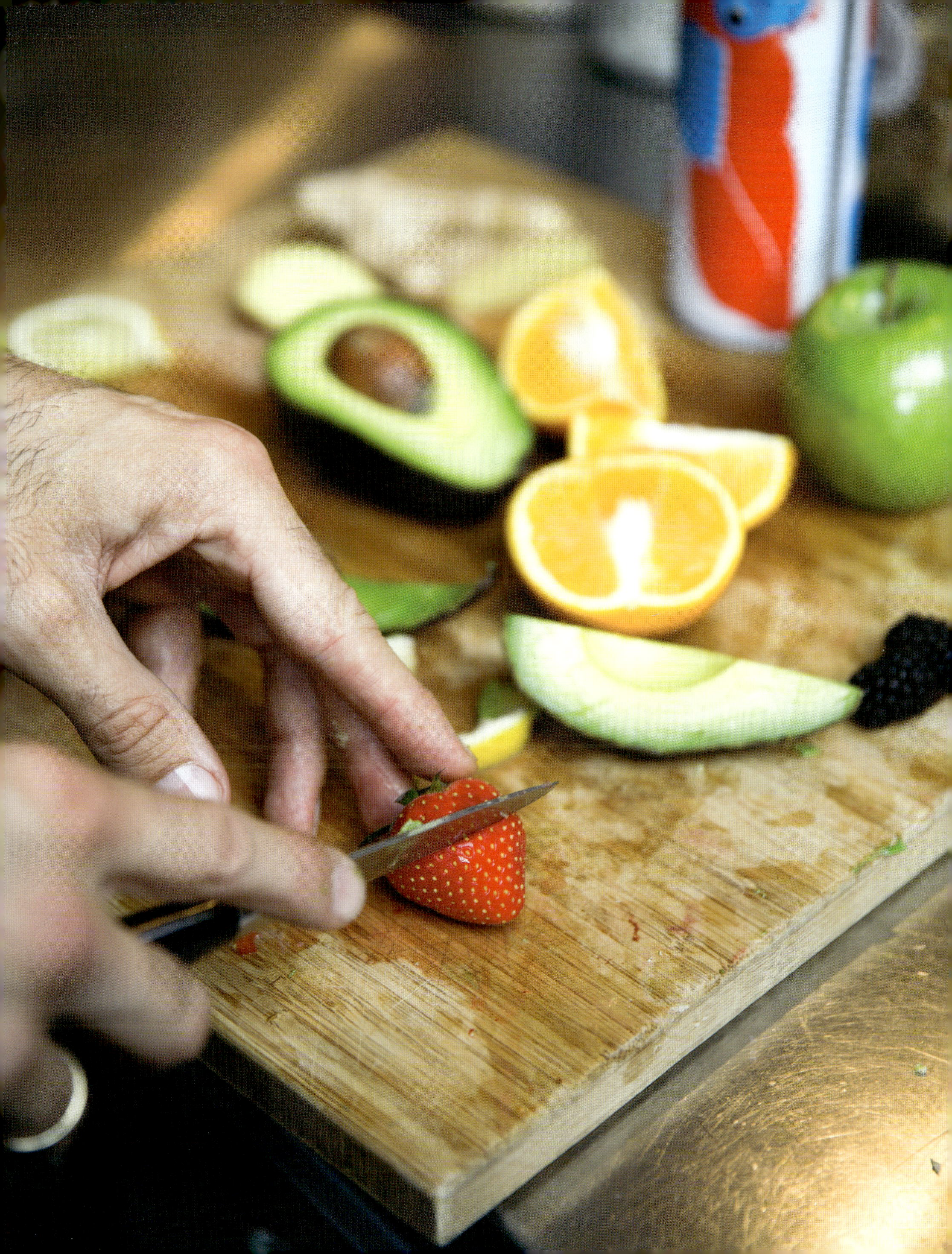

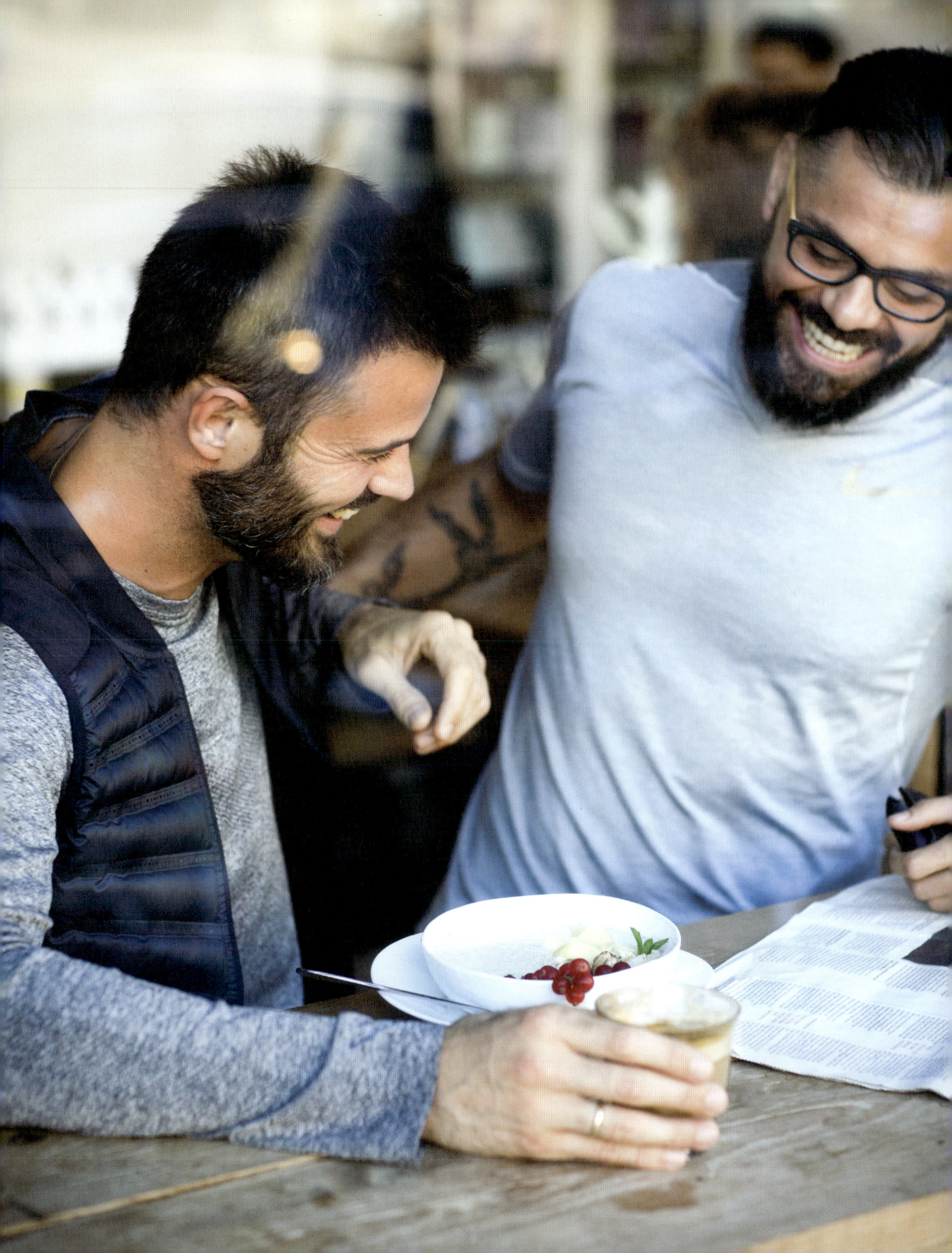

RECEPTENINDEX

COLOFON

TEKST
Klaas & Arie Boomsma

PRODUCTIE COÖRDINATIE
Marije Solomon-Boomsma

RECEPTONTWIKKELING
Valentine Dekker

ONTWERP OMSLAG EN BINNENWERK
Sarah Meers, PUP creative agency

SFEERFOTOGRAFIE
Ester Gebuis

SPORTFOTOGRAFIE
Stefan van der Kamp

RECEPTFOTOGRAFIE
Simone van den Berg

STYLING EN FOODSTYLING
Alexandra Schijf

SERVIES
Storebror en SB Studio Sweden via M-Brands,
Madam Stoltz en House Doctor via Deens.nl

ISBN 978 90 488 3234 7
ISBN 978 90 488 3235 4 (e-book)
NUR 440 / 485

www.carreraculinair.nl
www.overamstel.com
www.vondelgym.nl

Carrera Culinair is een imprint van Overamstel uitgevers bv

OVERAMSTEL
uitgevers

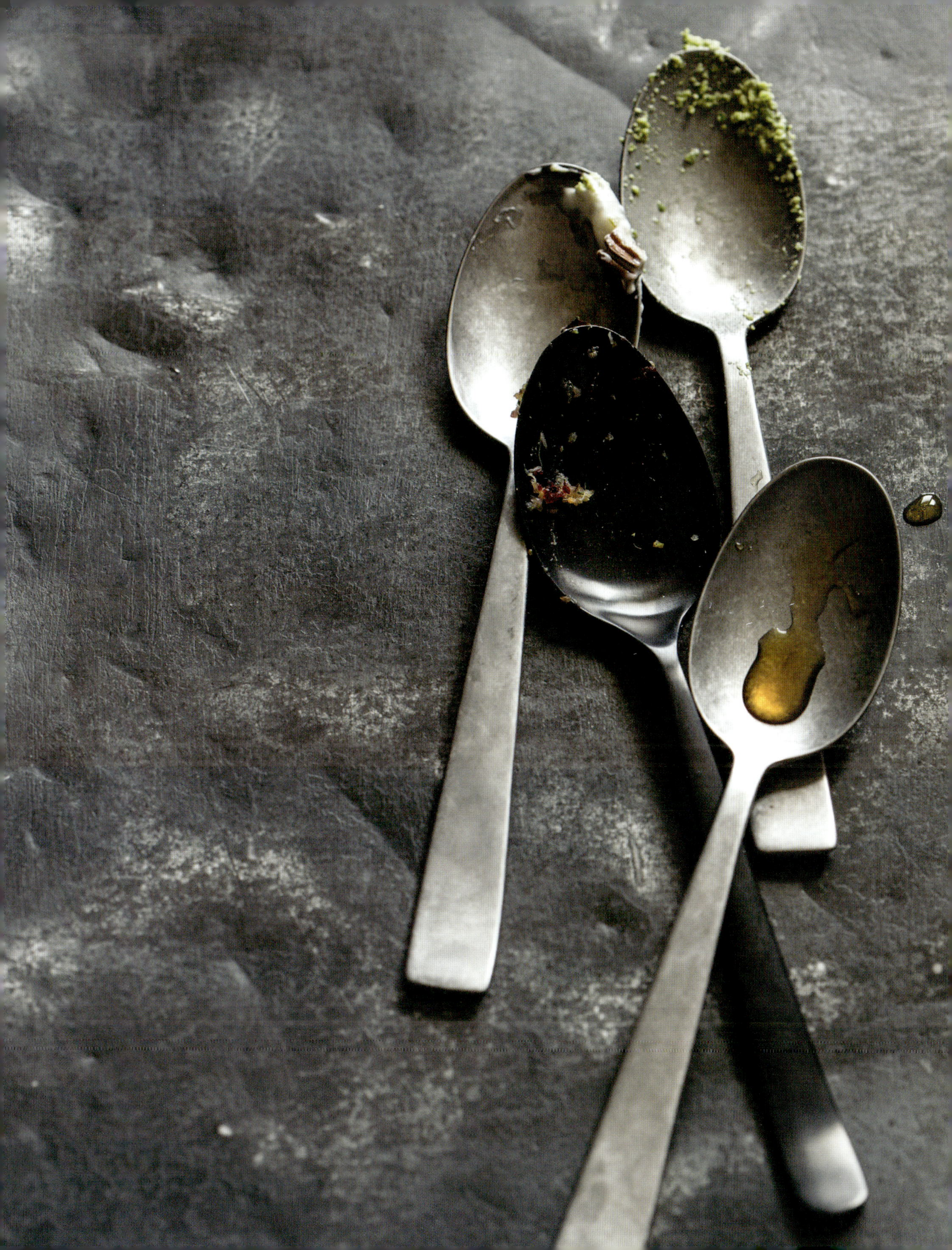